쉽게 따라하는 생활속의 건강법

1분 88 건강법

기도 야스코

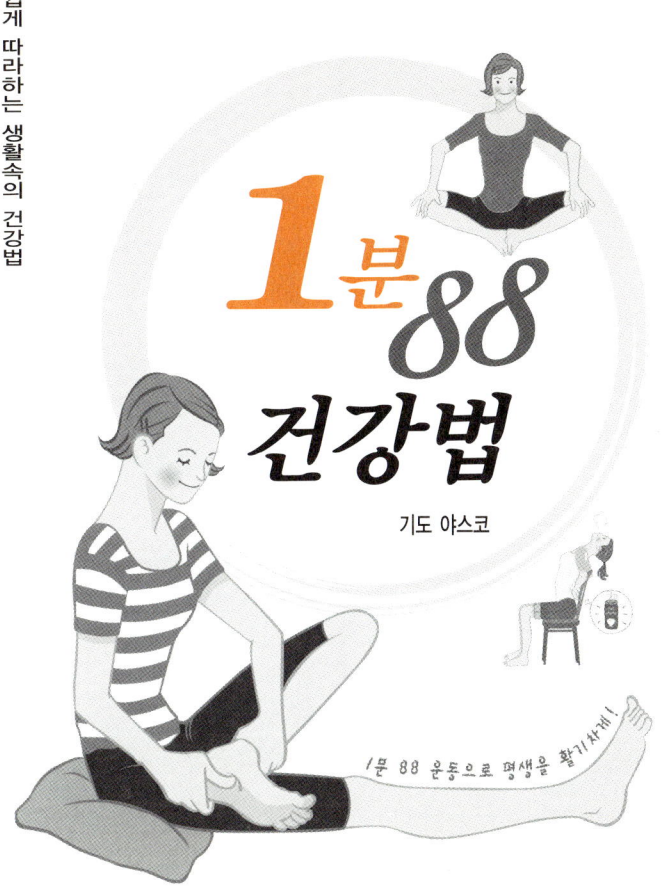

1분 88 운동으로 평생을 활기차게!

IPPUKAN KANTAN KENKOUHOU 88
by YASUKO KIDO Copyright ⓒ 2001
Originally published in Japan in 2001 by IE NO HIKARI ASSOCIATION
All rights reserved
Korean translation edition ⓒ Yesin Publishing Co. 2003
Published by arrangement with IE NO HIKARI ASSOCIATION through TOHAN
CORPORATION, Tokyo and InterCulture Korea Co., Ltd-INK Agency, Seoul

이 책의 한국어판 저작권은 (주)인터컬처 코리아-잉크 에이전시와 TOHAN CORPORATION을 통해 IE NO HIKARI ASSOCIATION과 독점 계약한 도서출판 예신에 있습니다. 저작권법에 의해 한국 내에서 보호를 받는 저작물이므로 무단 전재와 무단 복제를 금합니다.

1분 88 건강법

2003년 5월 10일 초판 인쇄
2003년 5월 15일 초판 발행

감　수 : 기도 야스코
옮긴이 : 성 성 혜
펴낸이 : 남 상 호
펴낸곳 : 도서출판 **예신**

140-896 서울시 용산구 효창동 5-104
대표전화 : 704-4233 / 팩스 : 715-3536
출판등록 : 제03-01365호 (2002. 4. 18)

값 8,000원

파본은 교환해 드립니다.
홈페이지 : www.yesin.co.kr
ISBN : 89-5649-010-4

시작하기에 앞서

스포츠 센터에서 강사로 일을 할 때는 운동 부족이나 스트레스, 피로 등은 나와 상관없는 일이라고 생각했습니다. 결혼을 계기로 그 일을 그만두고 지금은 남편의 가게 일을 도우면서 전업 주부로 살고 있습니다.

그런데 요즘 들어 몸이 무겁고 나른해져서 이런 게 운동 부족이고 몸이 지친다는 거구나 싶습니다. 그래서인지 몸도 늘 피곤합니다.

"그래, 운동을 해야겠다."라고 결심을 해도 마음먹은 대로 되지가 않습니다.

"어떻게 해야 하긴 하는데……"라는 생각만 머릿속을 맴돕니다.

그런데 이런 생각이 저 혼자만은 아닐 겁니다. 매일 회사에 얽매여서 일하는 분들, 가사와 육아로 씨름하는 주부님들, 집안일과 직장일을 함께 하고 있는 분들 등 모두 한 번 정도는 운동 부족에 대한 생각을 한 적이 있을 겁니다.

그러나 이젠 걱정하지 마십시오.

바쁜 여러분을 위한 해결책이 여기에 있으니까요. 빨래하면서, 텔레비전을 보면서, 일하면서, 또는 잠자기 바로 전과 같이 일상생활 틈틈이 쉽고 간편하게 할 수 있는 '몸에 좋은 건강법'만을 모았습니다.

흔히들 하는 건강법처럼 지속하지 않으면 효과가 없다든가, 본격적인 운동처럼 하고 나면 몸이 지치거나 특별한 장소나 시간이 필요한 경우는 일체 없습니다.

　여기에 실린 대부분의 건강법은 1분이면 충분하고, 하고 나면 그 자리에서 바로 몸이 시원해지는 것들입니다.

　언제 어디서나 하고 싶을 때 그 자리에서 바로 시작하십시오!

　하루하루 열심히 사는 분들에게 짧은 순간만이라도 행복을 드릴 수 있다면 그것으로 만족합니다.

contents

Chapter 1

몸에 좋은 1분 건강법을 권한다

1분 건강법은 누구에게나 권할 수 있다! • 12
생각나는 그 자리에서 몸을 움직이자! • 14
움직이는 것만으로 뇌는 활성화된다 • 16
[1] 간단 뷰티 케어 손가락부터 유연하고 아름답게! • 17
손에는 자극 부위가 가득! • 18
발을 자극하는 건강법 • 20
머리와 얼굴에도 자극 부위가 있다 • 22
자극 부위는 이렇게 찾으면 된다 • 24
▶▶▶ 자극 부위 찾는 법 • 25
손바닥 비비기 건강법도 있다 • 26
[2] 의욕이 회복되는 손바닥 비비기 • 27
발은 제2의 심장이다 • 28
[3] 발목 움직이기로 다리의 피로 해소 • 29
[4] 간단 뷰티 케어 눈 밑의 기미여, 없어져라! • 30

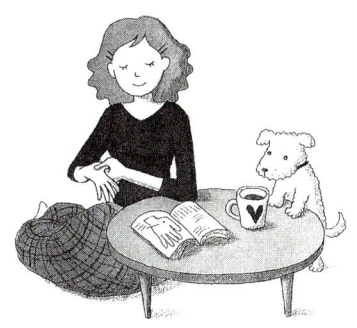

contents

Chapter

고양이도 할 수 있는 기본 테크닉

마사지 방법을 배워 보자 • 32
▶▶▶ 누르기 테크닉 • 33
▶▶▶ 문지르기 테크닉 • 34
▶▶▶ 주무르기 테크닉 • 35
한 손이 익숙해지면 다음 단계로 • 36
[5] 간단 뷰티 케어 자고 일어났을 때의 얼굴 부기, 없어져라! • 37
[6] 자극점 '백회' • 38
[7] 자극점 '풍지' • 39
[8] 자극점 '비통' • 40
[9] 자극점 '청명' • 41
[10] 자극점 '합곡' • 42
[11] 자극점 '신문' • 43
[12] 자극점 '곡지' • 44
[13] 자극점 '노궁' • 45
[14] 자극점 '용천' • 46
[15] 자극점 '삼음교' • 47
[16] 자극점 '족삼리' • 48
[17] 자극점 '혈해' • 49
스트레칭으로 긴장 풀기 • 50
[18] 기본 스트레칭 ① 전신 스트레칭 • 51
[19] 기본 스트레칭 ② 목 스트레칭 • 52
[20] 기본 스트레칭 ③ 어깨 스트레칭 • 53
[21] 기본 스트레칭 ④ 허리와 옆구리 스트레칭 • 54
[22] 기본 스트레칭 ⑤ 장딴지 스트레칭 • 55
[23] 기본 스트레칭 ⑥ 가랑이 관절 스트레칭 • 56
누구나 편하게 할 수 있는 손발 마사지 • 58

[24] 손 마사지 ① 손바닥을 자극해서 머리도 시원하게! • 59
[25] 손 마사지 ② 플러스 알파로 긴장 풀기 • 60
[26] 발 마사지 ① 많이 걸어서 피곤할 때 피로 해소 • 62
[27] 발 마사지 ② 구두로 발이 꽉 조여졌을 때 • 64
얼마 안 되는 수면 시간도 활용한다 • 66
[28] 전신 긴장 풀기 • 67
[29] 허리가 조금 뻐근할 때 • 68
[30] 어깨가 결릴 때 • 69
주변에 있는 도구로 효과도 두 배 • 70
[31] 빙글빙글 마사지로 긴장 풀기 • 71
[32] 빨래집게로 피로 해소 • 72
[33] 저혈압으로 잠을 못 이룰 때 • 73
[34] 간단 뷰티 케어 목욕하면서 모공 청소를 하자! • 74

Chapter 3 증상별 1분 건강법

[35] 어깨 결림 ① 등을 중심으로 어깨가 결릴 때 • 76
[36] 어깨 결림 ② 냉증으로 어깨가 결릴 때 • 77
[37] 어깨 결림 ③ 목부터 어깨까지 결릴 때 • 78
[38] 어깨 결림 ④ 만성 어깨 결림에 딱 좋은 방법 • 79
[39] 요통 ① 오래 앉아 있어서 아플 때 • 80
[40] 요통 ② 허리가 뻐근할 때 • 82
[41] 요통 ③ 만성화되어서 늘 허리가 아플 때 • 84
[42] 두통 ① 회의 때문에 머리가 멍하고 아플 때 • 85
[43] 두통 ② 후두부와 뒷목이 아플 때 • 86
[44] 피로와 나른함 ① 피곤해서 머리가 무겁게 느껴질 때 • 88

contents

[45] 피로와 나른함 ② 하반신이 전체적으로 나른할 때 • 89
[46] 피로와 나른함 ③ 온 몸이 왠지 나른할 때 • 90
[47] 스트레스 ① 긴장되거나 짜증이 날 때 • 92
[48] 스트레스 ② 정서가 불안할 때 • 94
[49] 냉증 ① 허리 부근이 언제나 냉할 때 • 95
[50] 냉증 ② 몸이 차갑고 다리가 부었을 때 • 96
[51] 눈의 피로 ① 컴퓨터 등으로 눈이 혹사되었을 때 • 98
[52] 눈의 피로 ② 눈이 피로하고 아플 때 • 100
[53] 변비 ① 변이 나올 것 같으면서 좀처럼 안 나올 때 • 101
[54] 변비 ② 습관화된 심각한 변비일 때 • 102
[55] 생리통 ① 허리가 뻐근하고 무거울 때 • 103
[56] 생리통 ② 온 몸이 나른하고 의욕이 없을 때 • 104
[57] 감기 감기에 걸린 것 같을 때 • 106
[58] 충치 충치인 것 같을 때 • 107
[59] 숙취 술 마신 다음날 두통과 구토가 날 때 • 108
[60] 손이 저림 손이 저려서 물건을 집을 수 없을 때 • 110
[61] 위의 거북함 위가 거북하고 메스꺼울 때 • 112
[62] 발가락 기형 신발은 신을 수 있지만 압박하면 아플 때 • 113
[63] 불면증 밤에 좀처럼 잠이 오지 않을 때 • 114
[64] 식욕 부진 별로 공복감을 느끼지 못할 때 • 116
[65] 염좌 가볍게 발목을 삐었을 때 • 117
[66] **간단 뷰티 케어** 눈이 처지는 것을 막아 눈가를 탱탱하게! • 118

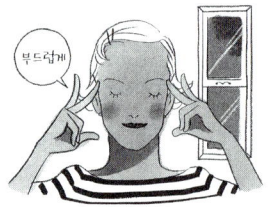

Chapter 4

직업별 1분 건강법

가사 노동으로 지친 사람에게 • 120
[67] 옷걸이 스트레칭 • 121
[68] 옆구리 스트레칭 • 122
[69] 다리미를 이용한 어깨 결림 해소 • 124
[70] 타월 스트레칭 • 126
[71] 단의 차이를 사용해서 발바닥 마사지 • 127
[72] 손목과 허리 스트레칭 • 128
[73] 장딴지 스트레칭 • 129
걷는 일이 많거나 서서 일하는 사람에게 • 130
[74] 카운터에서 하는 하반신 스트레칭 • 131
[75] 대퇴부 스트레칭 • 132
[76] 발가락 체조 • 133
[77] 발목 운동 • 134
주로 앉아서 일하는 사람에게 • 136
[78] 대퇴부와 장딴지 스트레칭 • 137
[79] 손가락 체조 • 138
[80] 상반신 스트레칭 • 140
[81] 허리 스트레칭 • 142
육체 노동을 하는 사람에게 • 143
[82] 골프공으로 하는 등 마사지 • 144
[83] 등 스트레칭 • 146
[84] 허리와 대퇴부 스트레칭 • 147
[85] 온 몸이 나른할 때 해소법 • 148
운전을 많이 하는 사람에게 • 149
[86] 목을 풀어 주는 스트레칭 • 150
[87] 눈의 피로를 풀어 주는 스트레칭 • 151
[88] 허리를 풀어 주는 스트레칭 • 152

Chapter

1

몸에 좋은 1분 건강법을 권한다

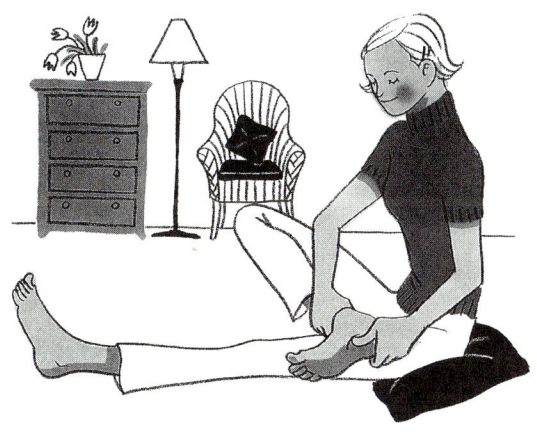

1분 건강법은 누구에게나 권할 수 있다!

두통, 어깨 결림, 만성 피로 등으로 고민하는 분들에게 희소식이 있습니다!

이제부터 소개하는 '1분 건강법'을 운동이 필요한 분들에게 권합니다. 1분 건강법은 글자 그대로 1분만 운동하면 그 순간부터 "아, 시원하다!"라고 느껴 몸이 활력을 되찾는 것을 말합니다.

이 책은 어려운 해설이나 이론을 싫어하는 분들도 그림만 보고 간단히 따라하기만 하면 몸이 좋아지는 최소한의 것만을 모았습니다.

몸에 좋다고 하여 운동을 시작하지만 작심삼일(作心三日)로 끝나는 분, 게으르고 귀찮아서 좀처럼 운동을 못하시는 분, 몸에 좋다는 무언가를 해 보고 싶은 분들에게 꼭 필요한 것이 바로 '1분 건강법'입니다.

요즘 세대는 애나 어른 할 것 없이 모두 바쁩니다. 일도 식사도 서둘러야 하고, 음식 만들기·아이 키우기 모두 다 해야 합니다. 따라서 다소의 두통이나 어깨 결림은 오히려 당연한 일입니다. 두통이나 몸 상태가 안 좋다고 누구에게 투덜거릴 여유도 없습니다.

　헬스나 수영, 조깅과 같이 일반적으로 건강에 좋다는 것들은 모두 준비가 필요한 운동입니다. 모두 정석대로 해야 효과를 얻을 수 있는 운동입니다.

　또, "몸에 좋은 것은 알지만 운동은 하기 싫어요.", "뭐든지 귀찮아 하는 편이여서 운동을 시작해도 오래가지 않아요."라고 말하는 분들이 의외로 많이 있습니다.

　힘든 운동이나 운동을 지속해야 한다는 것이 오히려 마음의 부담이 되어 건강해지기는커녕 스트레스가 쌓일 때도 있습니다. 그래서 돈도 시간도 장소도 체력도 들지 않는 '1분 건강법'을 권합니다.

　지금 바로 해 보십시오.

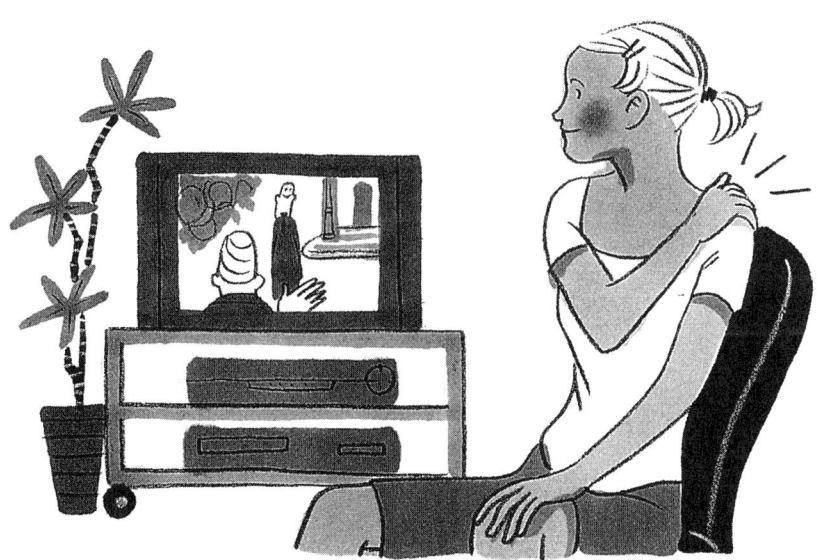

> 쇼핑, 출퇴근, 산책 ······
생각나는 그 자리에서 몸을 움직이자!

여러분은 일상생활 속에서 얼마나 몸을 움직이고 있나요? 아마 두 가지 부류로 나눌 수 있을 것입니다. 하나는 "집안 일, 청소, 장보기로 매일 바쁘게 움직이고 있어요."라고 말하는 사람, 또 하나는 "아침에는 전철로 출근하고 회사에서는 늘 앉아 있어서 몸을 움직일 기회가 거의 없어요."라고 말하는 사람입니다.

아마 전자가 몸을 많이 움직이는 것처럼 생각될 것입니다. 그러나 실제로는 그렇지 않은 경우도 있습니다. 예를 들어, 빨래 하나만 봐도 요즘에는 전자동 세탁기, 건조기라는 훌륭한 도구가 있습니다. 청소기도 한 손으로 편하게 할 수 있는 작은 크기가 있어 주부들의 부담을 덜어 주고 있습니다.

여러분, "부담이 덜어진다는 것은 바로 몸을 움직이지 않는 것"이라는 사실을 잘 생각해 보기 바랍니다. 장보기나 출퇴근도 차로 가느냐, 걸어서 가느냐로 운동량에 상당한 차이가 있습니다.

또 엘리베이터와 에스컬레이터를 빈번하게 사용하는 사람과 의식적으로 계단을 이용하는 사람 사이에도 운동량에 차이가 납니다.

　일상생활 속에서 마음의 여유를 가지고 의식적으로 몸을 움직이면 특별한 운동을 하지 않아도 충분히 운동한 것과 똑같은 효과를 얻을 수 있습니다.

　지금부터 소개하는 '1분 건강법'은 누구나 무리 없이 몸을 움직일 수 있습니다. 예를 들어, '가위 바위 보' 같은 것도 사실은 훌륭한 손가락 운동입니다. 정말 아주 사소한 것들입니다. 생각났을 때 가능한 범위 내에서 몸을 움직이도록 '의식하는 것'이 중요합니다. 그로 인해 움직이는 것이 습관화되면 정말 더할 나위 없이 좋겠지요.

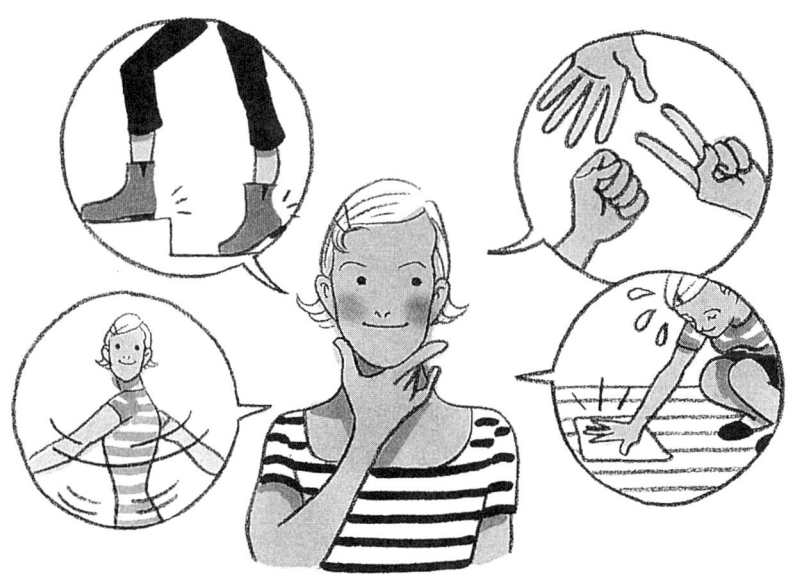

손가락은 제2의 뇌
움직이는 것만으로 뇌는 활성화된다

손가락은 과연 어떤 역할을 하고 있을까요? 아마 대부분의 사람들은 생각해 본 적이 없을 것입니다. 그러나 실제 생활에서 손가락은 다양한 곳에서 활약하고 있습니다.

예를 들어, 콧등이 가려울 때 제일 먼저 움직이는 것이 손가락입니다. 전기 스위치나 집의 자물쇠를 채울 때도 손가락을 사용합니다. 이 일벌레인 손가락에게 더 한 가지 중요한 역할이 있는 것을 아십니까?

우리들은 추울 때 종종 손가락 끝을 비비곤 합니다. 이것은 손끝을 따뜻하게 할 뿐만 아니라 뇌의 움직임도 활성화시킵니다. 손가락 끝과 뇌는 밀접하게 연결되어 있습니다.

일이 바빠서 좀처럼 휴식할 시간이 없는 N씨(30세, 직장 여성)는 손가락 마사지를 배운 다음부터는 시간만 나면 쉴 여유가 생겼다고 합니다.

이외에도 손가락에는 다양한 건강 효과가 감추어져 있습니다. 앞으로 소개할 손가락 건강법을 꼭 한번 시험해 보기 바랍니다.

COLUMN 1

간단 뷰티 케어

손가락부터 유연하고 아름답게!

취사, 세탁, 청소 등으로 인해 많은 여성들이 늘 '손'을 혹사시키고 있습니다. 그 중에서 제일 민감한 부분이 손가락이 아닐까요? 세제와 먼지를 늘 만져야 하는 손가락은 참 불쌍합니다. 누구나 선망하는 '새하얀 손'을 원하는 분에게 희소식입니다. 지금 당장 다른 손이 만들어지는 것은 아니지만, 하고 안 하고의 결과는 천지 차이입니다.

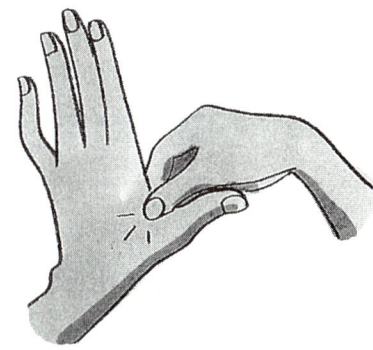

① 오른손으로 왼손 엄지와 검지 사이를 누른다. 순서대로 약지까지 눌러 준다.

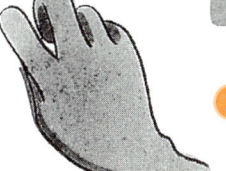

② 오른손을 가볍게 주먹진 상태에서 검지와 중지 사이에 왼손가락을 넣어 손끝까지 자극한다. 엄지부터 약지까지 순서대로 한다.

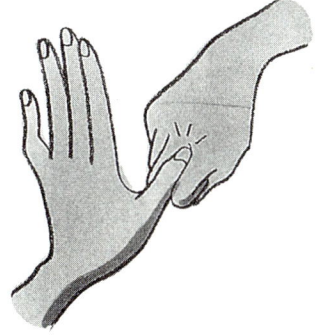

③ 오른손이 끝나면 왼손도 해준다.

* 핸드 크림이나 오일을 바르면 손이 매끄러워져서 효과적이다.

> 손의 자극 부위에도 간단히 할 수 있다
> ## 손에는 자극 부위가 가득!

여러분은 '경락(오장육부에 생긴 병이 몸 겉에 나타나는 자리)'에 대해서 많이 들으셨죠? 수많은 건강법 중에서 가장 많이 알려진 것 중의 하나로 이 책에서도 많이 다룰 것입니다. 잘 알려진 경락은 손과 발(발의 경락은 나중에 설명됨)이지만, 여기서는 손에 대해 말씀을 드리겠습니다.

손은 우리 몸이 아프거나 속이 거북하거나 피곤해지는 등의 각종 증상과 관계된 것이 존재하는 작은 범위를 말합니다. 이 부위를 손가락으로 누르거나 문지르면 바로 증상이 좋아집니다. 간단해서 누구나 할 수 있다는 것이 포인트입니다.

"하지만 그 부위를 보통 사람들은 찾기 어렵지 않은가요?"라는 분도 안심하십시오. 25쪽의 '자극 부위 찾는 법'을 읽으면 누구나 쉽게 찾을 수 있습니다.

이 책에서는 가장 간단한 부위만을 소개하겠습니다(38~49쪽). 그리고 자극을 한 부위에는 다양한 효능이 있다는 것도 잊지 마세요.

이 책에 반복해서 나오는 것이 '자극 부위'입니다. 그것은 한 가지 부위만을 알면 평상시에 고민거리인 많은 증상들을 개선할 수 있기 때문입니다. 앞에서도 언급한 적이 있지만 자극 부위라고 하면 대부분의 사람들이 손발만을 떠올립니다.

 그러나 경락이라는 것은 머리끝에서 발끝까지 존재하는 것입니다. 사람 몸속에는 365개의 경락이 있다고 합니다. 그렇기 때문에 모두 소개할 수는 없습니다. 여기서는 어디까지나 그 자리에서 간단하게 할 수 있고 효과적인 테크닉만을 다룹니다. 어려운 것은 하나도 없습니다.

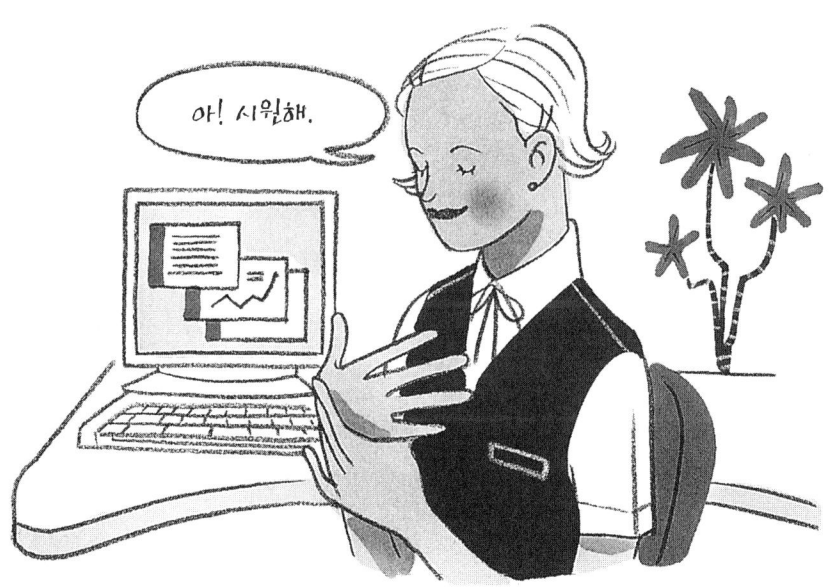

> 발바닥은 건강의 척도
> # 발을 자극하는 건강법

손 다음은 '발' 입니다.

손은 언제나 밖에 노출되어 있어 행동을 할 때마다 제일 먼저 사용하는 부분이지요. 이에 비해 발(특히 자극 부위가 모여 있는 발바닥)은 양말이나 신발로 보호받고 있습니다.

이상으로도 알 수 있듯이 발은 손에 비해 자극에 민감한 부분이라고 할 수 있습니다.

즉, 발은 손보다 더 효과적이라는 것입니다.

그러면 '앞에 나온 손 건강법은 필요없는 것 아니야?' 라는 분들도 있을 것입니다.

손보다 발이 더 효과적이라는 것은 사실입니다.

그러나 앞에서 말한 것처럼 발은 손에 비해 늘 보호를 받지요?

그렇기 때문에 '언제나 어디서든 편하게 하는 마사지' 라는 의미에서 보면 역시 손만한 것이 없습니다.

게다가 손은 발에 비해 피부 표면도 부드러워서 초보자도 쉽게 마

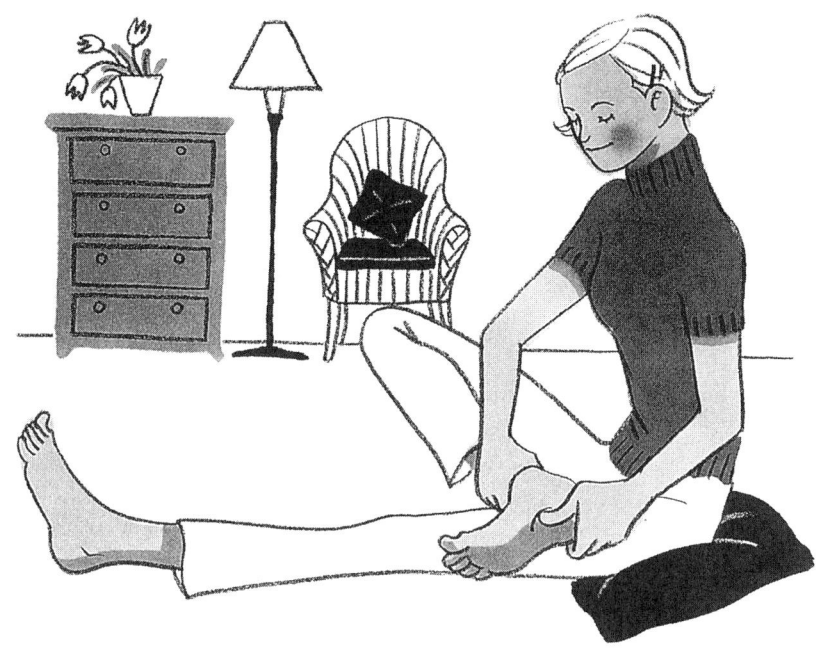

사지할 수 있습니다.

먼저 손을 마사지하면서 테크닉을 충분히 익힌 다음 발에 도전해 봅시다.

> 중요한 부분이기 때문에 약간의 주의가 필요
머리와 얼굴에도 자극 부위가 있다

매일 만지고 있는 데도 의외로 잘 모르는 것이 머리와 얼굴의 자극 부위입니다. 손발에 비하면 인기가 없지만 머리와 얼굴에도 중요한 부위가 많이 있습니다. 손발은 내장과 관계된 경락이 많은 데에 비해 머리와 얼굴에는 경락이 있는 그 부분에 바로 효과가 있는 것들이 집중되어 있습니다.

예를 들어, 눈 주변에 있는 경락은 눈의 각종 증상에 효과적이고, 코 주변에 있는 경락은 코의 증상에 효과적인 식으로 안 좋은 부분을 자극하여 증상을 완화시킬 수 있습니다.

따라서 손발의 경락에 비해 알기 쉬운 부위라고 할 수 있겠지요. 여기서도 손발과 마찬가지로 주의해야 할 것이 있습니다. 그것은 '너무 세게 누르지 않는다.'는 것입니다.

머리와 얼굴 피부는 손발보다 약하고 민감합니다. 손발하고 똑같이 해서 멍이 든 사람도 적지 않습니다. 너무 시원한 나머지 자기도 모르게 힘이 들어가면 멍이 들거나 더 아파져서 안한 것만 못합니다.

부디 부드럽게 사랑스러운 손길로 마사지해 주십시오.

제2장에서는 손발과 같이 기본적인 머리와 얼굴 부위도 다루고 있습니다. 꼭 참고하십시오.

안 좋은 증상들이 바로 그 자리에서 낫는 것은 아니지만 자극한 그 순간만큼은 천국에 들어간 기분입니다. 그 순간을 잊지 않고 매일 마사지하는 것이 중요합니다. 그러는 사이에 골머리를 앓던 증상들이 개선되었다는 사실을 깨닫게 될 것입니다.

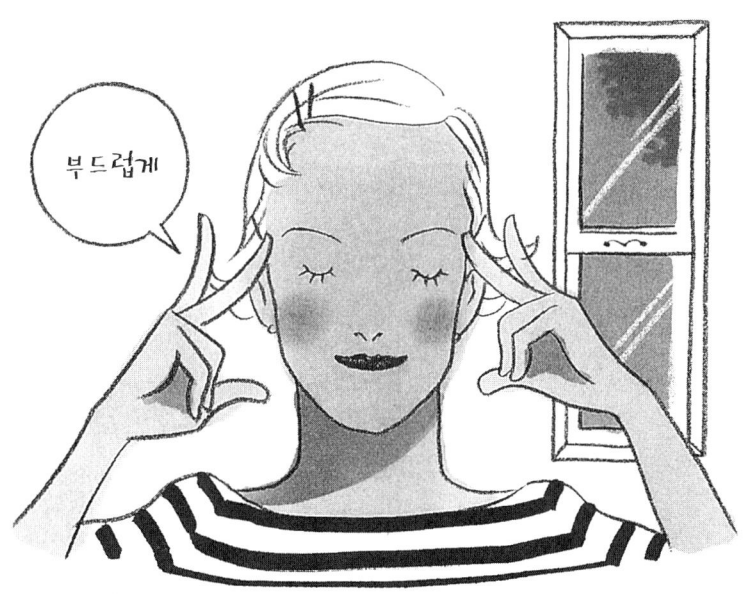

자기가 시원하다고 느끼는 것이 중요
자극 부위는 이렇게 찾으면 된다

한부위를 자극하면 시원해진다는 것은 지금까지 반복해서 설명했습니다. 그렇다면 그 중요한 부위는 대체 어디에 있는 것일까요? 경락 마사지에 관한 책을 보면 빠짐없이 경락 장소가 그려져 있는 손과 발의 그림이 나옵니다. 그러나 손발이 큰 사람, 작은 사람, 마디가 굵은 사람, 가는 사람 등 각자의 손발에는 특징이 있습니다. 즉, 사람에 따라 위치에는 조금씩 차이가 있습니다.

"그러면 경락이란 별로 의미없는 거 아니야!"라는 분도 있을 것입니다. 결국 경락을 보여 주는 그림은 어디까지나 판단 기준이고 모두가 같은 자리에 있는 것은 아니라는 것입니다.

이것은 대단히 중요합니다. 자기의 자극 부위를 찾아내는 것이 필요합니다. 어떻게 하면 찾아낼 수 있을까요?

먼저 그림에 나와 있는 주변 부위를 만져 보세요. 그러면 반드시 아프거나 시원하다고 느껴지는 부분이 나타납니다. 그 장소가 바로 '당신만의 자극 부위'인 것입니다.

▶▶▶ *해 봐야 알 수 있다!*

자극 부위 찾는 법

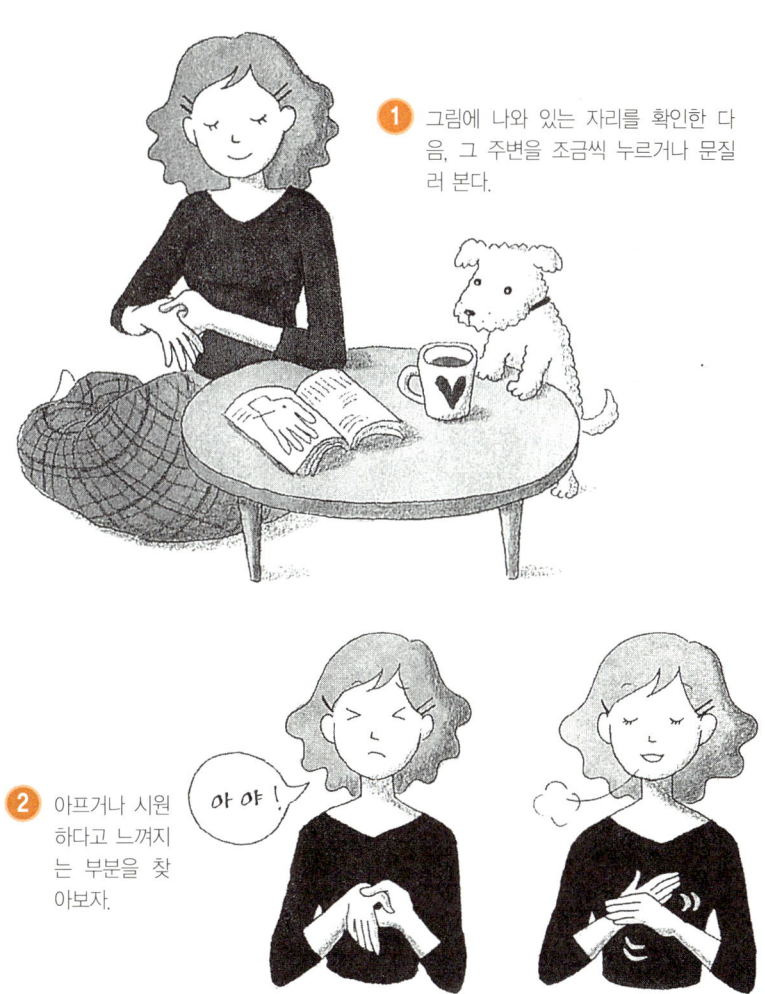

① 그림에 나와 있는 자리를 확인한 다음, 그 주변을 조금씩 누르거나 문질러 본다.

② 아프거나 시원하다고 느껴지는 부분을 찾아보자.

아야!

> 손바닥의 마법을 알고 계십니까?
> # 손바닥 비비기 건강법도 있다

여러분은 손 효과를 알고 계십니까? 배가 아플 때 손을 갖다 대면 좀 나아지는 것 같지 않습니까? 몸 어딘가를 다쳤을 때 그 부분을 어루만지거나 누른 적은 없습니까?

이것은 우리가 무의식 중에 손바닥의 힘을 알고 있기 때문일 것입니다. 또 환자의 상처나 아픈 부분에 손바닥을 대고 기를 모으는 기공법에서도 손의 역할은 아주 중요합니다.

한 때 스트레스와 고민 때문에 좀처럼 잠을 이루지 못했던 S씨(57세, 주부)는 손을 쥐었다가 펴는 방법(138쪽 응용)을 매일 반복하는 사이에 편안해져서 불면증이 나았다고 합니다.

의학적으로는 그 이유를 증명할 수 없습니다. 그러나 옛 사람들의 지혜와 경험을 봐도 손발을 자극하면 기분이 좋아지는 것을 느낄 수 있습니다. 이 손바닥의 힘을 사용한 건강법을 소개하니 꼭 한번 해 보십시오.

2 언제 어디서든 바로 할 수 있다!

의욕이 회복되는 손바닥 비비기

손바닥 전체에는 자율 신경을 활성화시키는 부위가 많이 있습니다.
그러므로 손이 따뜻해지면 피곤에 지치거나 둔해진 머리까지 시원해집니다.

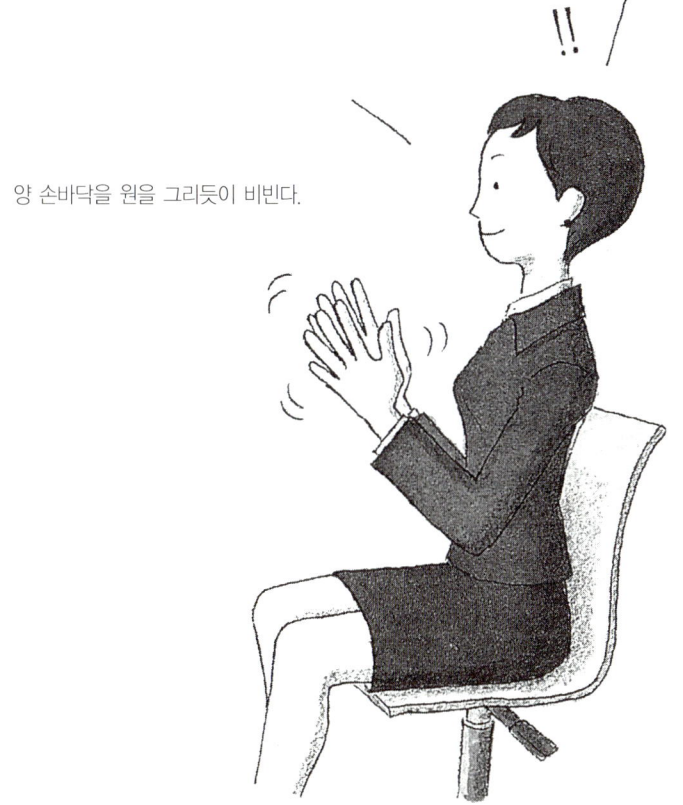

양 손바닥을 원을 그리듯이 비빈다.

* 가능한 한 손바닥 중앙을 강하게 자극하도록 한다.

> 발을 움직이는 건강법은 노화 예방에 최대 효과!
> # 발은 *제2의 심장*이다

'**발**'은 제2의 심장' 이라는 말을 어디서 들어 본 적 없습니까? 걷기와 같은 건강법이 대표하듯 발을 자극하는 것은 건강에, 나아가서는 노화 예방에 효과적입니다. 발을 움직이는 것만으로도 혈액 순환을 촉진하여 체내 노폐물이 쉽게 빠져 나가게 합니다.

그러나 "걷는 것은 귀찮고, 바빠서 일부러 시간 내기도 좀……." 이런 분들 계시지요? 그런 염려는 할 필요가 없습니다.

발을 움직이는 것은 꼭 워킹만이 아닙니다. 발만으로 간단하게 자극할 수 있습니다. 예를 들면, '대나무 밟기'가 있습니다. 이것은 대나무를 밟는 간단한 건강법입니다.

대나무가 집에 없다면 자극이 많이 모여 있는 부분을 다른 것으로 자극하면 됩니다. 실제로는 그 자리에서 밟는 것만으로, 즉 발을 움직이는 것만으로 발바닥 자극에는 충분히 효과적입니다.

"그렇게 간단한데 건강에 좋을까?"라고 생각하는 분은 지금 바로 도전해 보십시오.

3 생각나는 그 자리에서 몰래 할 수 있다!

발목 움직이기로 다리의 피로 해소

일을 하면서 또는 옆사람과 수다를 떨면서 쉽게 할 수 있는 '발목 움직이기'는 다리가 피곤하거나 붓기 쉬운 경우에 효과적입니다.

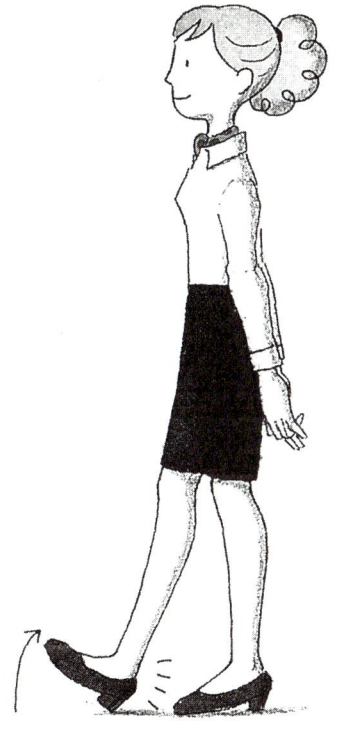

등을 곧게 펴고 선 다음 지면에서 발끝을 가볍게 위로 든다. 그 상태에서 좌우로 흔든다.

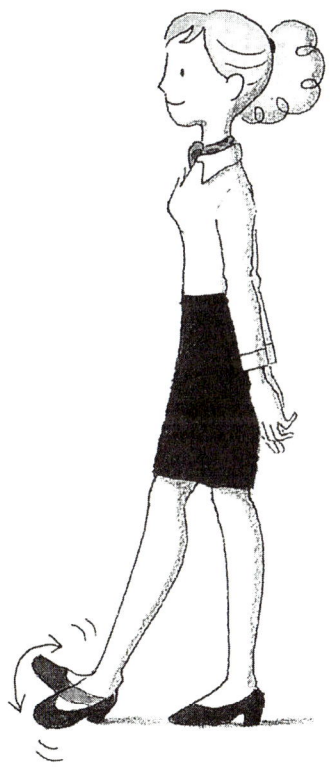

COLUMN 4

간단 뷰티 케어

눈 밑의 기미여, 없어져라!

밤샘이나 불면증, 냉증 등으로 생긴 기미 때문에 고민하는 분들 많지요? 화장으로 감추는 것보다 기미 그 자체를 없애는 것이 무엇보다 중요합니다. 색소가 침착된 것이 아니라면 그 대부분은 혈액 불순환이 원인입니다. 앞으로 소개되는 마사지로 눈 밑의 혈액 순환을 촉진시켜 봅시다!

① 눈 주변을 약지로 가볍게 두드린다.

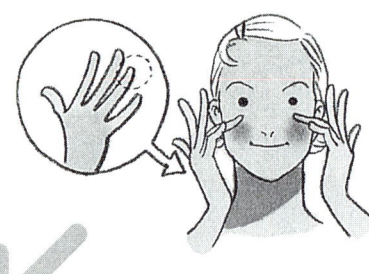

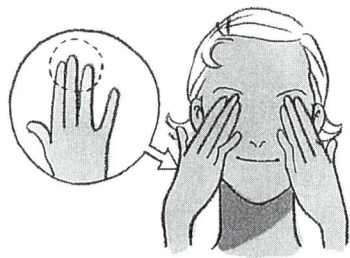

② 10에서 15번 정도 두드린 다음, 눈을 감고 눈 위를 가볍게 천천히 5초 정도 누른다.

③ ①, ②번을 5에서 10회 정도 반복한다.

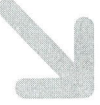
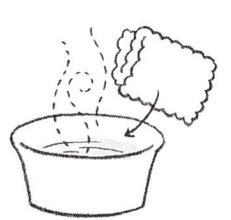
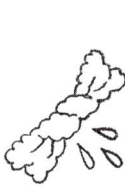
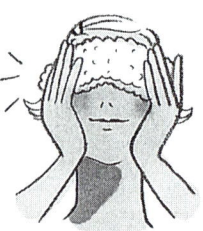

④ 마지막은 찜질. 수건을 뜨거운 물에 담근 다음, 꼭 짜서 눈꺼풀 위에 올린다. 수건을 물에 적셔 전자레인지에 데워도 된다.

Chapter

2

고양이도 할 수 있는 기본 테크닉

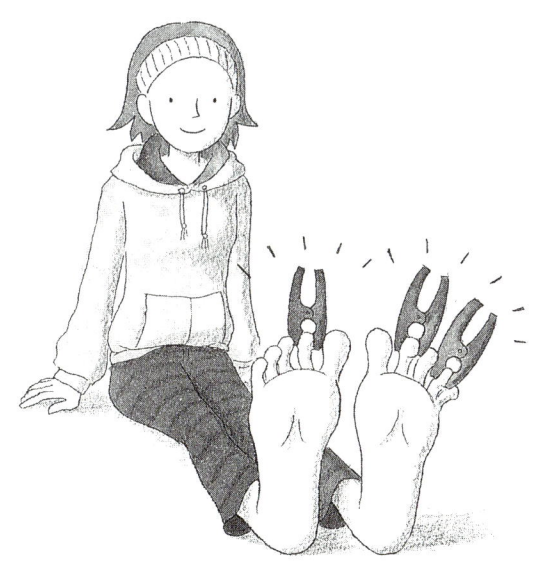

> 손으로 '누르고 문지르고 주무르기' 만으로 OK
> # 마사지 방법을 배워 보자

누구나 '마사지' 라는 말은 다 알고 있습니다. 전신부터 얼굴까지 신체의 모든 부분을 마사지할 수 있습니다.

마사지는 혈액 순환을 도와주고 신진대사를 촉진하여 몸의 상태를 좋아지도록 하는 효과가 있습니다. 그러면 이 '기분 좋은' 마사지란 구체적으로 어떻게 하는 것일까요?

대답은 간단합니다. 자기 손으로 '누르고, 문지르고, 주무르는' 것입니다. 물론 마사지 전문가는 더 복잡한 테크닉을 많이 쓰겠지요.

기본은 이 '누르기, 문지르기, 주무르기' 라는 것을 기억해 주세요. 지금부터 이 기본법을 소개하겠습니다.

먼저 자기 손바닥에 한번 해 보세요. 의외로 간단하다는 것을 알 수 있을 겁니다.

누르기 테크닉

누를 때에는 손가락 지문 부위와 손바닥 전체, 그리고 엄지 손가락 끝마디 부분을 사용합니다. 손 힘으로 누르는 것이 아니라 체중을 실어서 천천히 힘을 주는 것이 포인트입니다.

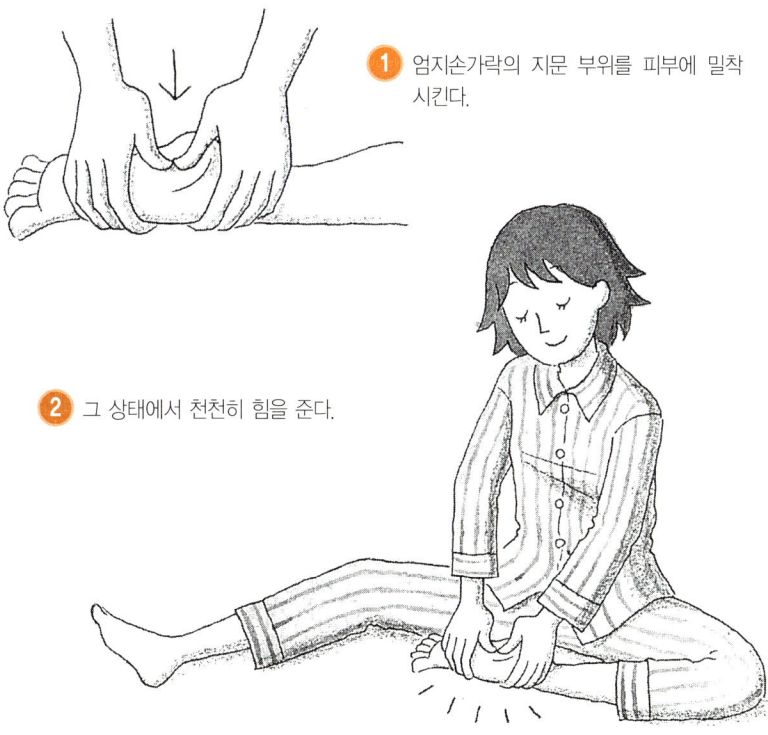

① 엄지손가락의 지문 부위를 피부에 밀착시킨다.

② 그 상태에서 천천히 힘을 준다.

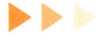

문지르기 테크닉

문지를 때는 아픈 부분과 자극점이 되는 부분에 손바닥을 갖다 대고 피부 위를 문지르고 어루만져 주세요. 어디까지나 문지르는 정도로 해야 합니다. 너무 강하게 누르지 마십시오. 처음부터 끝까지 똑같은 자극을 주는 것이 포인트입니다.

❶ 어깨, 등, 배와 같이 넓은 부위는 양손을 사용한다.

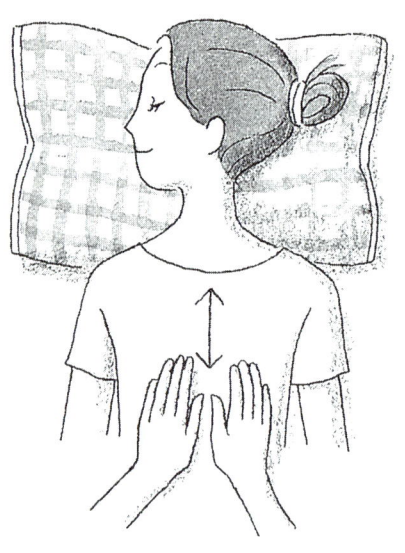

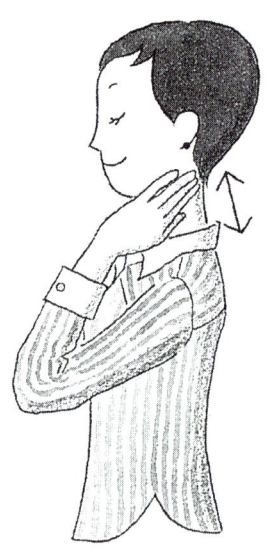

❷ 목은 엄지손가락 외의 4개의 손가락으로 부드럽게 어루만지듯이 자극한다.

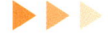

주무르기 테크닉

주무를 때는 손바닥과 손가락을 피부에 밀착시키는 것이 포인트입니다.

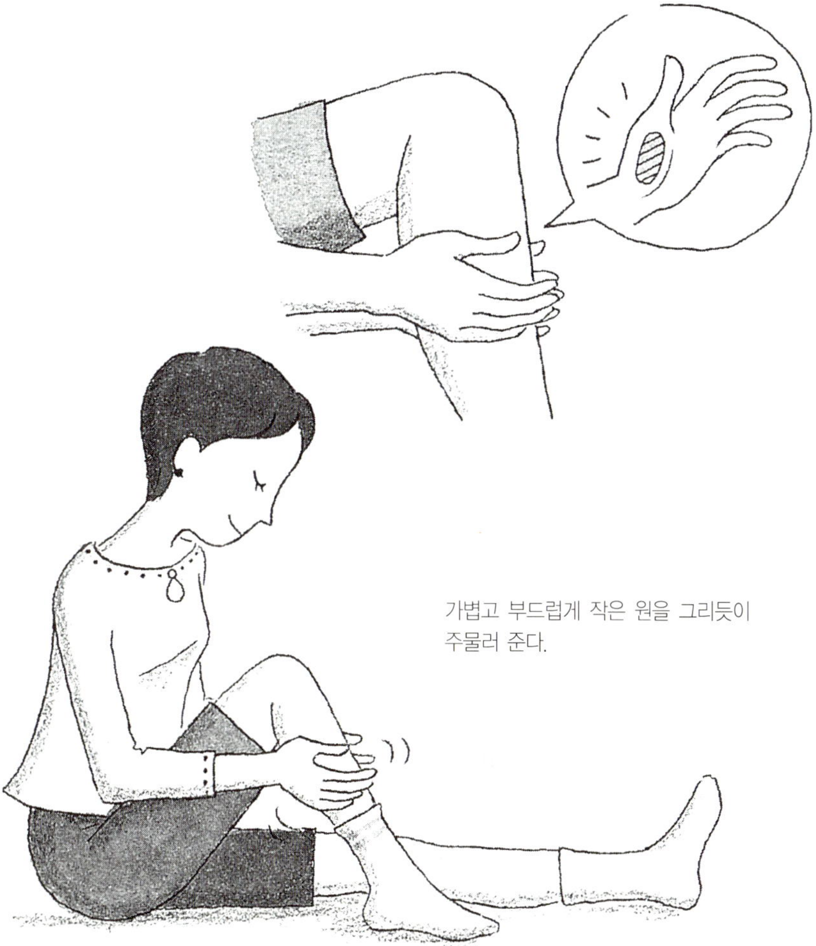

가볍고 부드럽게 작은 원을 그리듯이 주물러 준다.

> 양 손 마사지라면 효과도 두 배
> # 한 손이 익숙해지면 다음 단계로

먼저 앞에서 배운 세 가지의 기본법을 손바닥으로 시도해 보세요. 그런데 여기서 여러분들이 한 가지 생각해 주었으면 하는 것이 있습니다. 손을 사용해서 손바닥을 마사지하면 아무래도 한 손으로 밖에 할 수 없지요?

하지만 누군가가 마사지해 준다고 생각해 보세요. 아마 모두 양 손을 사용해서 마사지해 줄 것입니다. 그렇습니다. 원래 마사지란 양 손을 사용하는 것입니다. 자기 외의 다른 사람을 마사지해 준다고 생각해 보면 바로 알 수 있습니다.

다른 사람의 등과 어깨를 마사지할 때 일부러 한 손으로 하는 사람은 없지요. 한 손으로는 상대방의 몸을 지탱하면서 나머지 한 손으로 마사지하든가 양 손으로 마사지하면 한 손만 사용해서 할 때보다 더 강한 자극을 줄 수 있습니다.

다음 그림에서 소개하는 얼굴 마사지는 자기 손을 사용해서 할 수 있는 대표적인 마사지입니다. 가벼운 마음으로 한번 해 보세요.

COLUMN

간단 뷰티 케어

5 자고 일어났을 때의 얼굴 부기, 없어져라!

자기 전에 물을 마시거나 피곤했을 때 아침에 일어나면 왠지 얼굴이 커진 것 같은 느낌을 받은 적 없으세요? 이럴 때 하는 마사지를 소개합니다.

① 검지, 중지, 약지손가락을 뺨에 대고 원을 그리듯이 부드럽게 마사지한다.

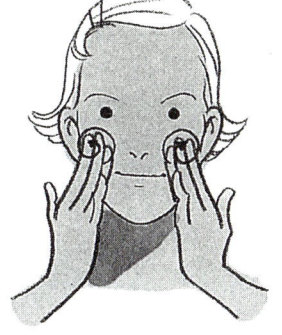

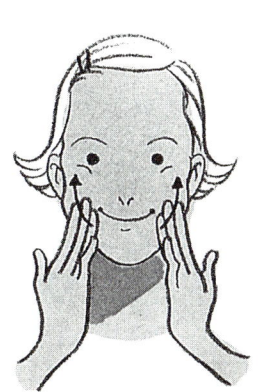

② 턱에서 볼 뼈를 향해 위로 힘을 주어 손가락을 움직인다.

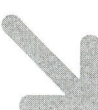

③ 마지막에는 손가락을 귀 부근까지 ①, ②와 마찬가지로 움직인다.

* 피부 위에서 손가락을 놀리는 것이 아니라 피부 전체가 움직이듯이 마사지하는 것이 포인트!

6 자율 신경과 직결되어 의욕이 생기게 한다

자극점 '백회(百會)'

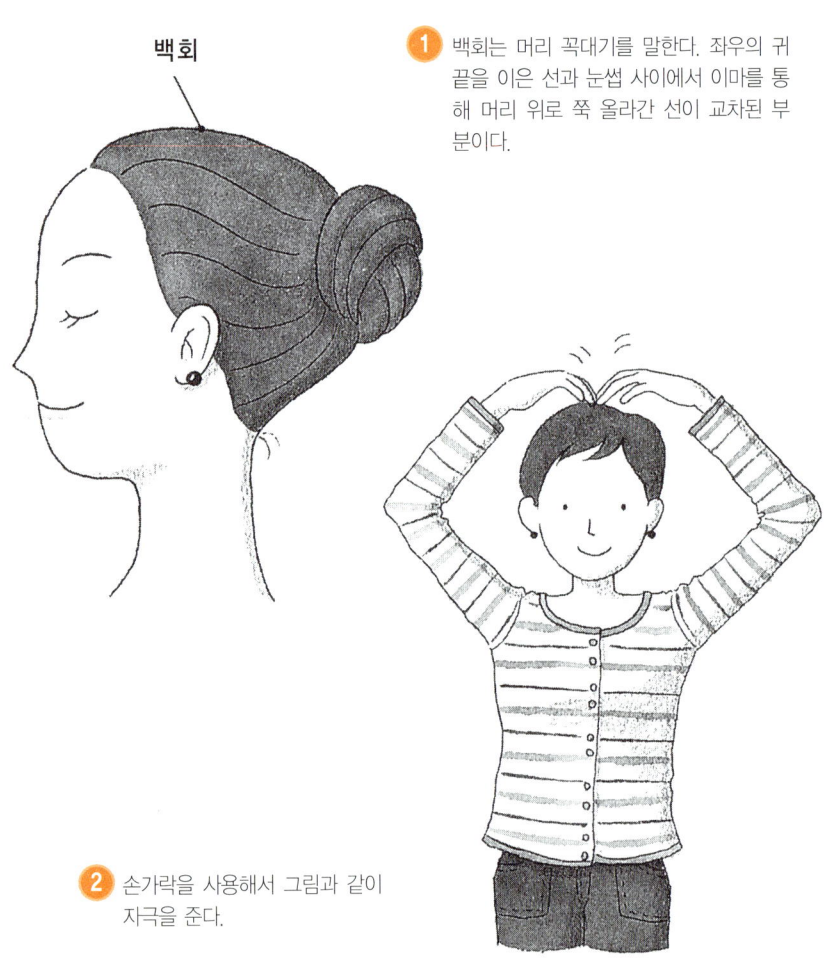

백회

① 백회는 머리 꼭대기를 말한다. 좌우의 귀 끝을 이은 선과 눈썹 사이에서 이마를 통해 머리 위로 쭉 올라간 선이 교차된 부분이다.

② 손가락을 사용해서 그림과 같이 자극을 준다.

7

두통, 어깨 결림부터 발끝의 통증까지

자극점 '풍지(風池)'

① 목 뒤 중앙에서 움푹 들어간 부분을 '풍지'라고 한다.

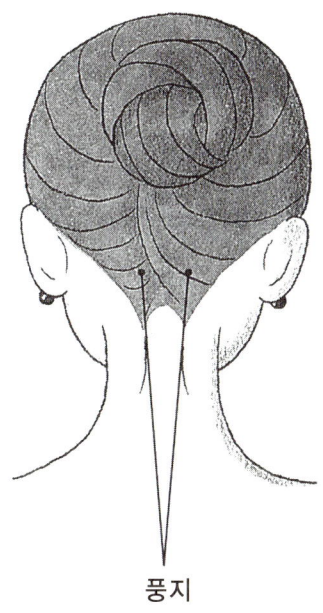

풍지

② 그림과 같이 양 손가락을 사용해 좌우를 동시에 누른다.

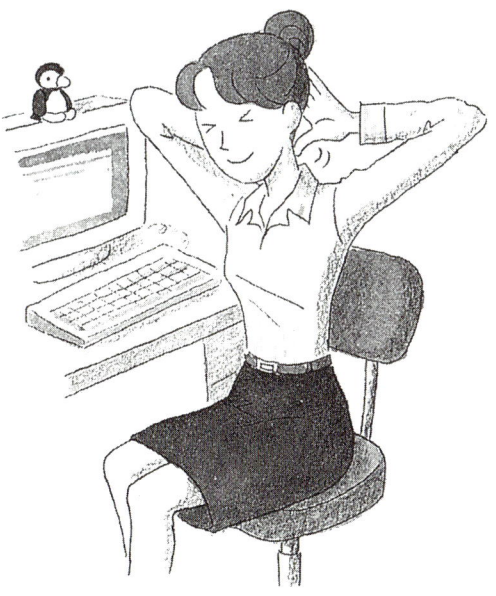

8

글자 그대로 시원해지는 기분

자극점 '비통(鼻通)'

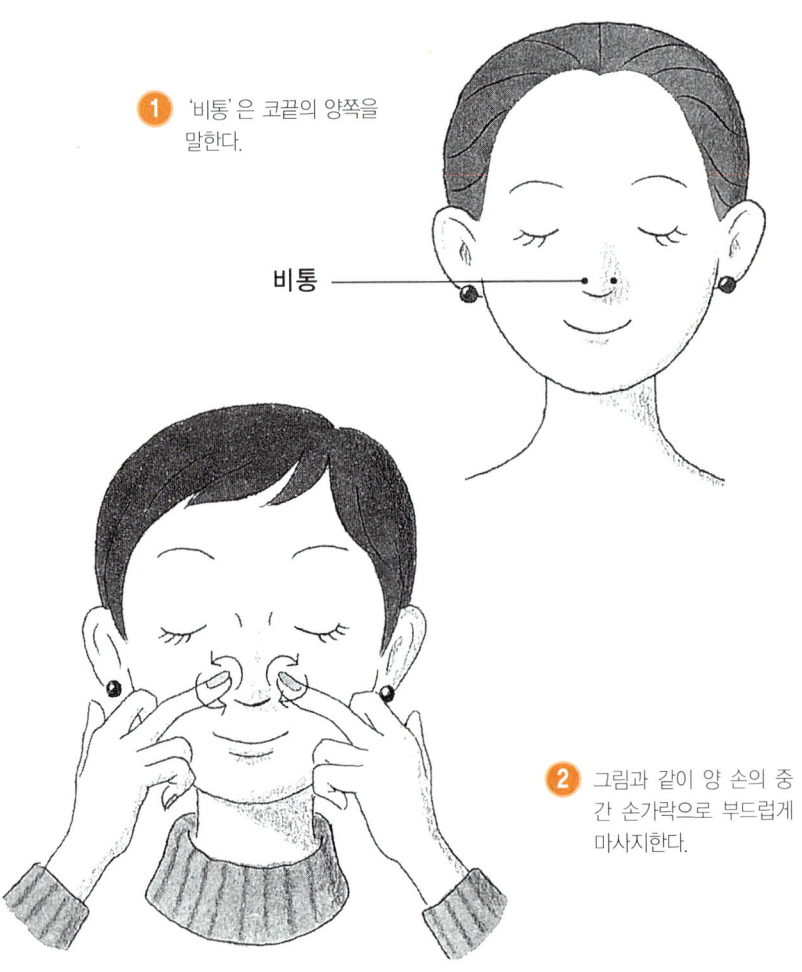

① '비통'은 코끝의 양쪽을 말한다.

비통

② 그림과 같이 양 손의 중간 손가락으로 부드럽게 마사지한다.

9

각종 이유로 눈이 피로할 때

자극점 '청명(晴明)'

① 코가 시작되는 부분과 눈 가장자리의 움푹 들어간 부분을 '청명'이라 한다.

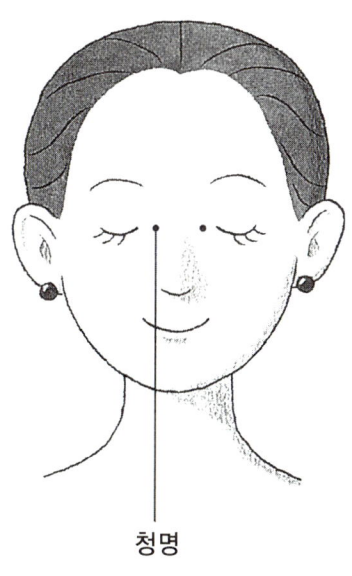

청명

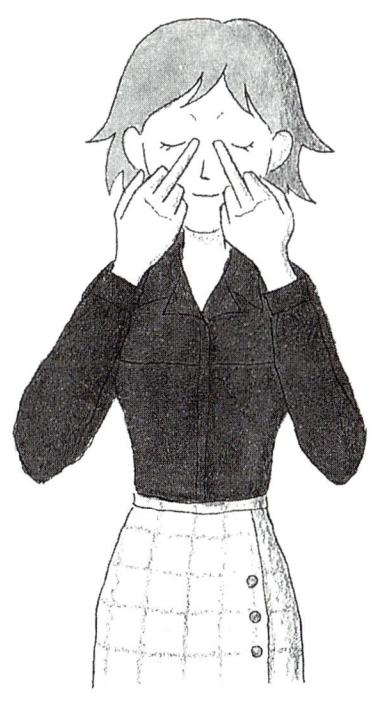

② 손을 씻어 청결히 한 다음, 그림과 같이 천천히 누른다.

10 어떤 증상에서도 효과를 발휘하는 만능 선수

자극점 '합곡(合谷)'

두통, 어깨 결림, 눈의 피로 등 목 윗부분의 모든 증상에 효과를 발휘하는 만능 자극점입니다. 냉증에도 효과가 있습니다.

① 손등의 엄지손가락와 검지손가락이 만나는 움푹 들어간 부분을 '합곡'이라 한다.

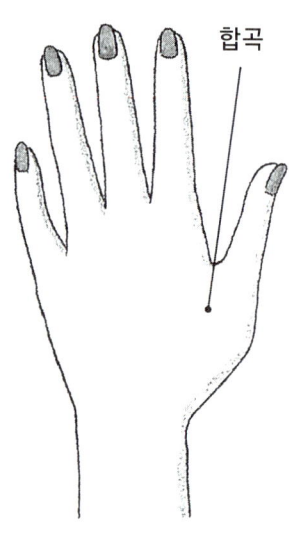

합곡

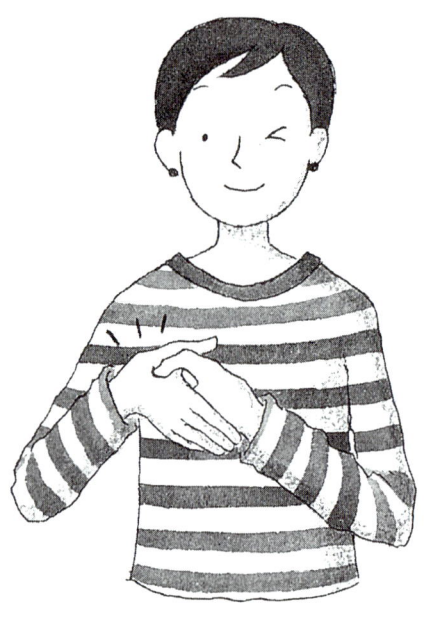

② 그림과 같이 합곡 부분을 엄지손가락으로 있는 힘껏 눌러 준다. 아플 정도로 힘을 주어도 된다.

짜증이 나거나 정서가 불안할 때

자극점 '신문(神門)'

① 손바닥에서 새끼손가락쪽 끝부분을 '신문'이라 한다.

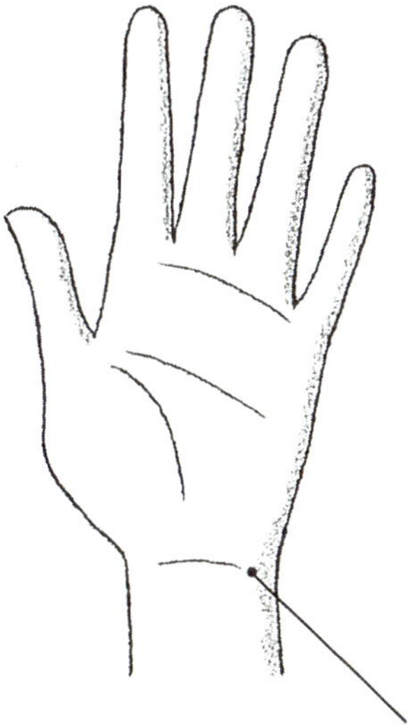

신문

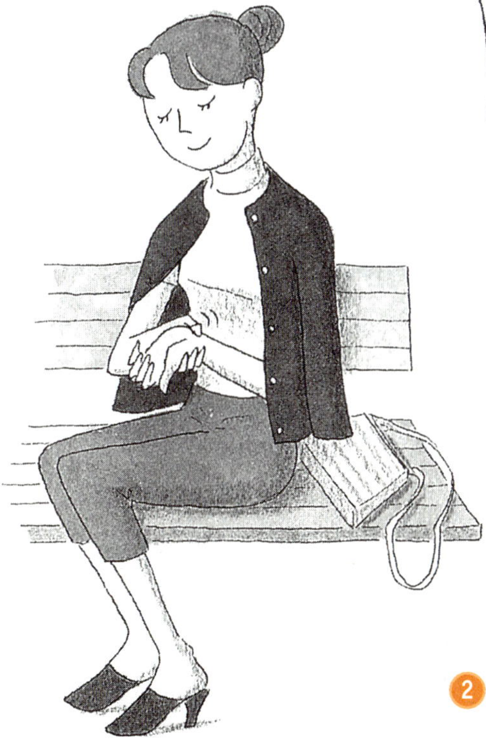

② 그림과 같이 엄지손가락으로 부드럽게 마사지한다.

12

구강염과 아토피성 알레르기에 권하는

자극점 '곡지(曲池)'

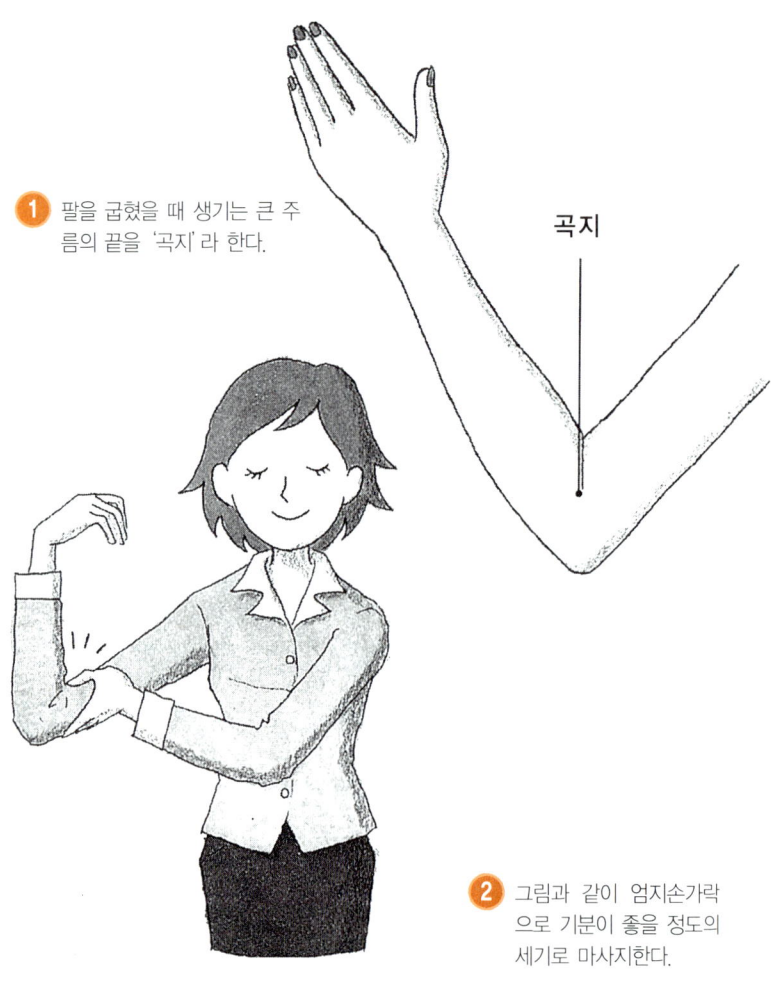

① 팔을 굽혔을 때 생기는 큰 주름의 끝을 '곡지'라 한다.

곡지

② 그림과 같이 엄지손가락으로 기분이 좋을 정도의 세기로 마사지한다.

13 기분이 안정되지 않을 때

자극점 '노궁(勞宮)'

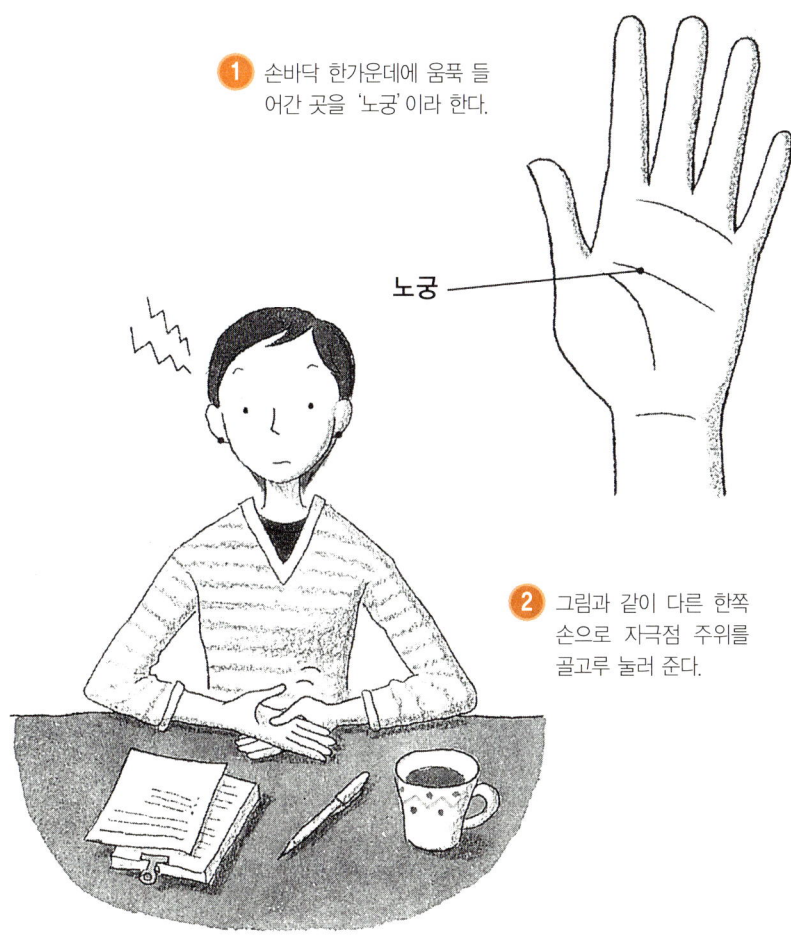

① 손바닥 한가운데에 움푹 들어간 곳을 '노궁'이라 한다.

② 그림과 같이 다른 한쪽 손으로 자극점 주위를 골고루 눌러 준다.

14

에너지가 솟아나고 전신이 시원해지는

자극점 '용천(湧泉)'

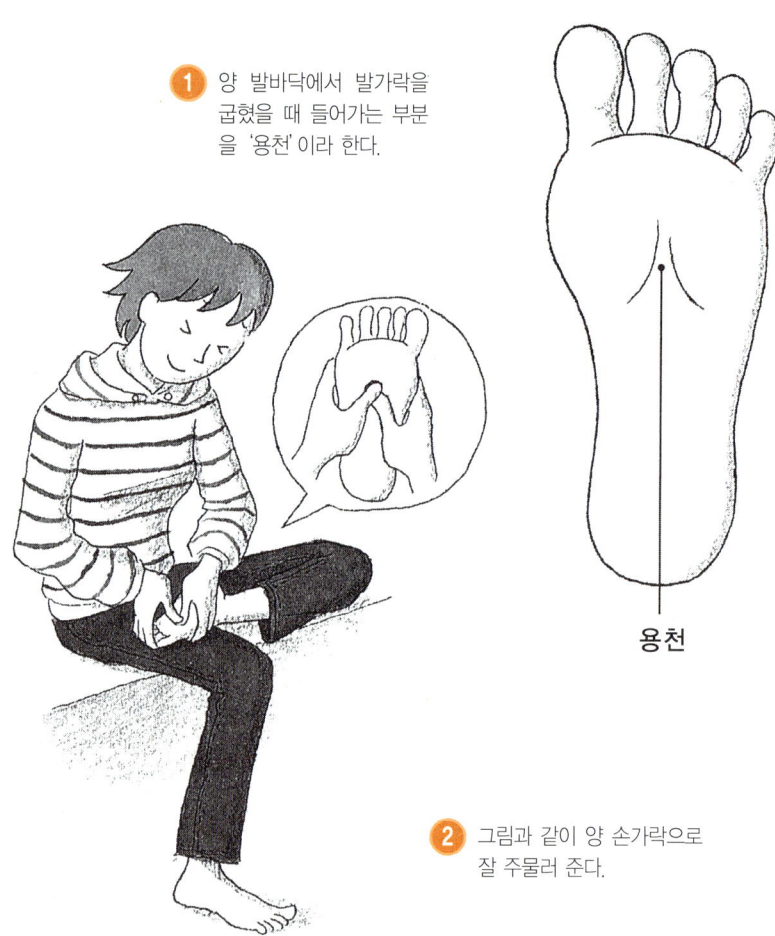

❶ 양 발바닥에서 발가락을 굽혔을 때 들어가는 부분을 '용천'이라 한다.

용천

❷ 그림과 같이 양 손가락으로 잘 주물러 준다.

15 각종 부인병에 효과적인

자극점 '삼음교(三陰交)'

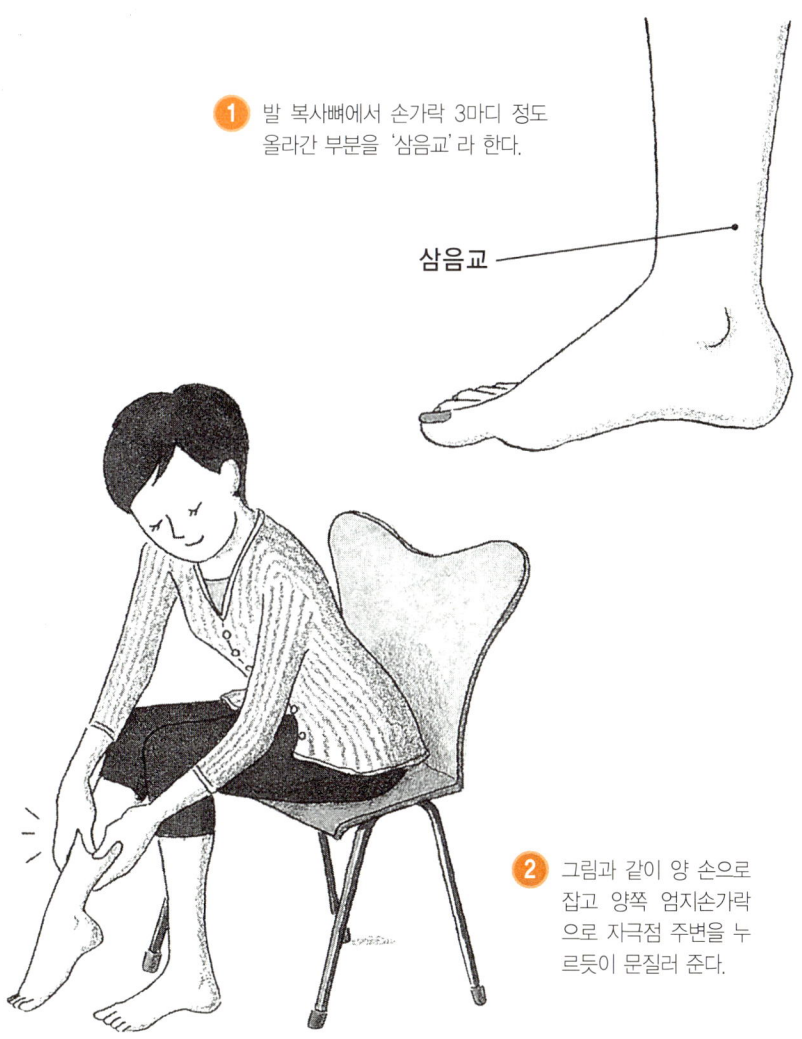

① 발 복사뼈에서 손가락 3마디 정도 올라간 부분을 '삼음교'라 한다.

삼음교

② 그림과 같이 양 손으로 잡고 양쪽 엄지손가락으로 자극점 주변을 누르듯이 문질러 준다.

16 자기 전에 그날의 피로를 풀어 준다!

자극점 '족삼리(足三里)'

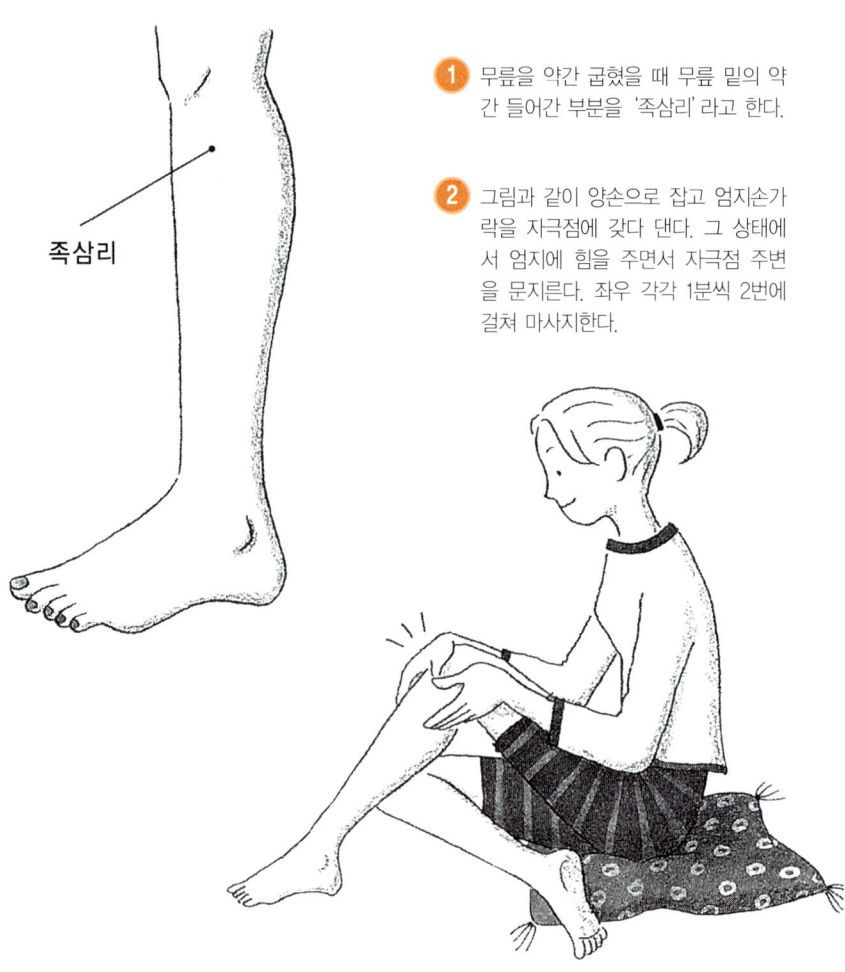

① 무릎을 약간 굽혔을 때 무릎 밑의 약간 들어간 부분을 '족삼리'라고 한다.

② 그림과 같이 양손으로 잡고 엄지손가락을 자극점에 갖다 댄다. 그 상태에서 엄지에 힘을 주면서 자극점 주변을 문지른다. 좌우 각각 1분씩 2번에 걸쳐 마사지한다.

족삼리

17

생리통과 빈혈에 효과적이다!

자극점 '혈해(血海)'

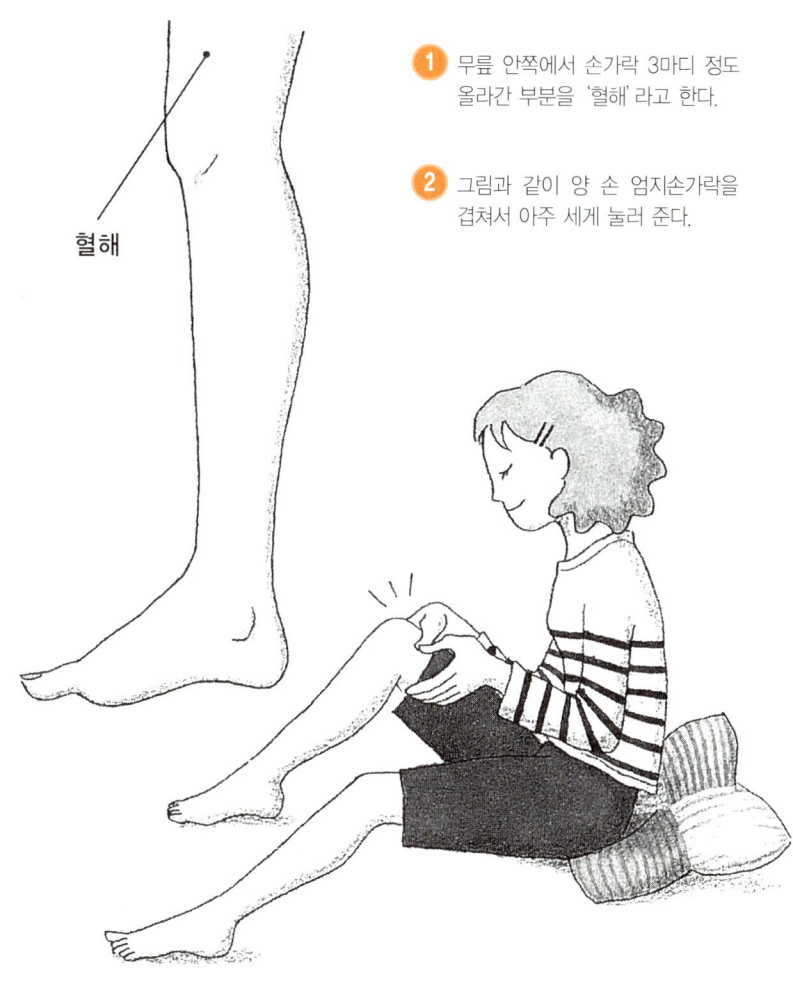

1. 무릎 안쪽에서 손가락 3마디 정도 올라간 부분을 '혈해'라고 한다.

2. 그림과 같이 양 손 엄지손가락을 겹쳐서 아주 세게 눌러 준다.

고양이한테 배우는 기지개 펴기
스트레칭으로 긴장 풀기

여러분 스트레칭이라는 말, 들어본 적 있으시죠? 건강에 조금이라도 신경쓰는 분이라면 자주 들었을 겁니다. "그런 말 금시초문인데……." 하는 분들, 설마 고양이를 모른다고는 하지 않겠죠? 그래요, 바로 그 고양이가 가르쳐 주는 방법입니다. 온 몸을 부들부들 떨면서 몸을 쭉 펴는 것을 본 적 없으세요? 이 고양이의 기지개 펴기가 바로 스트레칭입니다.

기지개를 펴고 나서 왠지 몸이 상쾌해지는 것을 느껴본 적은 없으세요? 이 스트레칭은 몸의 긴장을 풀어 주고 편안하게 만드는 효과가 있습니다. 이렇게 효과가 있으면서 간단한 건강법이 또 있을까요? 누구나 기지개 펴기라면 아마 하루에 한 번은 하고 계실 겁니다.

스트레칭의 포인트는 언제나 아무 생각 없이 하는 기지개를 "아, 지금 이 부분이 풀리는구나."라고 의식하면서 하는 것 뿐입니다. 뭐든 귀찮아하는 분도 괜찮습니다. 시간도 장소도 테크닉도 아무 것도 필요 없는 정말 간단한 건강법입니다. 지금 바로 해 보세요.

18 기본 스트레칭 ①

전신 스트레칭

---

1 천장을 보고 누워서 몸을 쭉 편다.

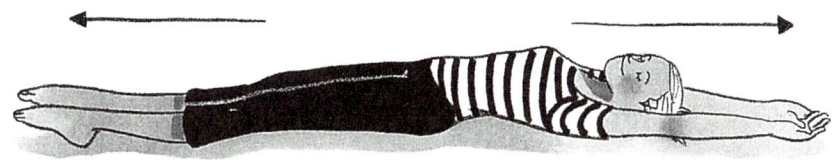

2 몸을 쭉 편 다음 한 번에 힘을 뺀다.

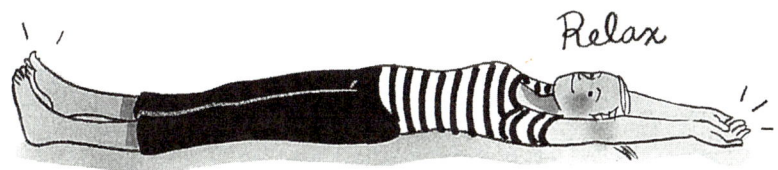

3 ①번과 ②번을 세 번 반복한다.

19 기본 스트레칭 ②

목 스트레칭

① 목을 쭉 펴고 머리의 무게를 이용해 천천히 뒤로 젖힌 다음, 5초간 유지한다.

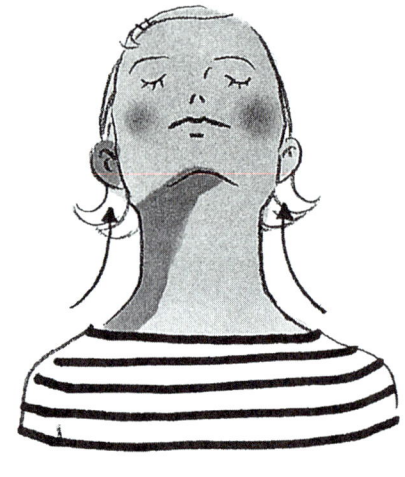

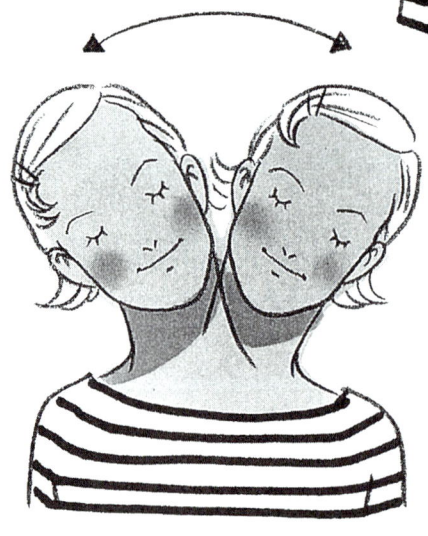

② 머리를 원 상태로 돌려서 좌우로 젖힌다. 기분이 좋다고 느껴지는 부분에서 5초간 유지한다.

20 기본 스트레칭 ③

어깨 스트레칭

① 왼쪽 팔꿈치를 굽혀서 오른팔을 왼쪽 어깨로 잡아당기며 오른쪽 어깨를 편다.

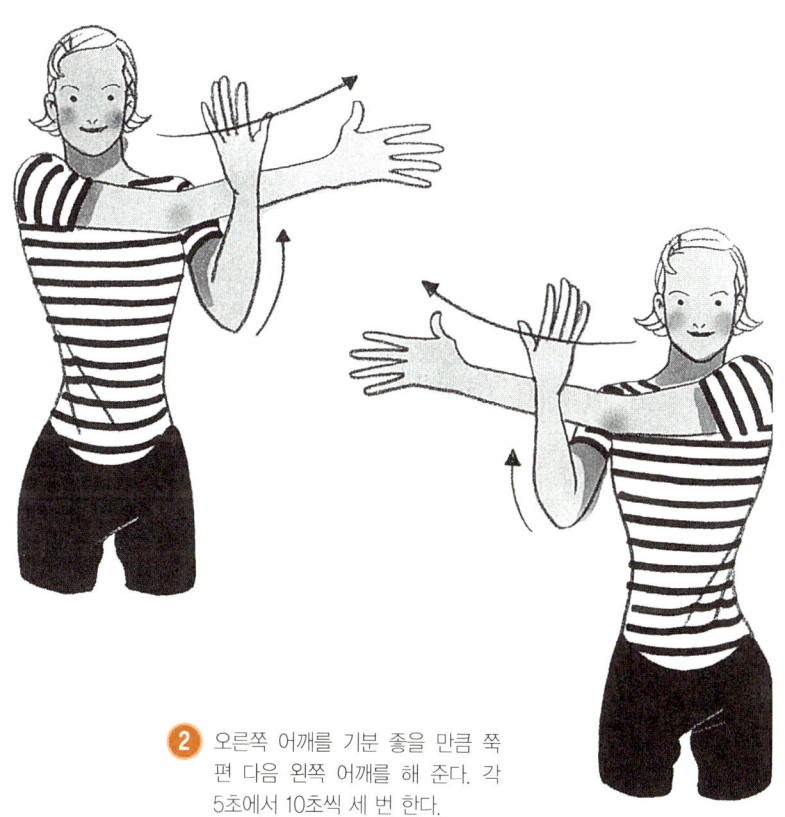

② 오른쪽 어깨를 기분 좋을 만큼 쭉 편 다음 왼쪽 어깨를 해 준다. 각 5초에서 10초씩 세 번 한다.

기본 스트레칭 ④

허리와 옆구리 스트레칭

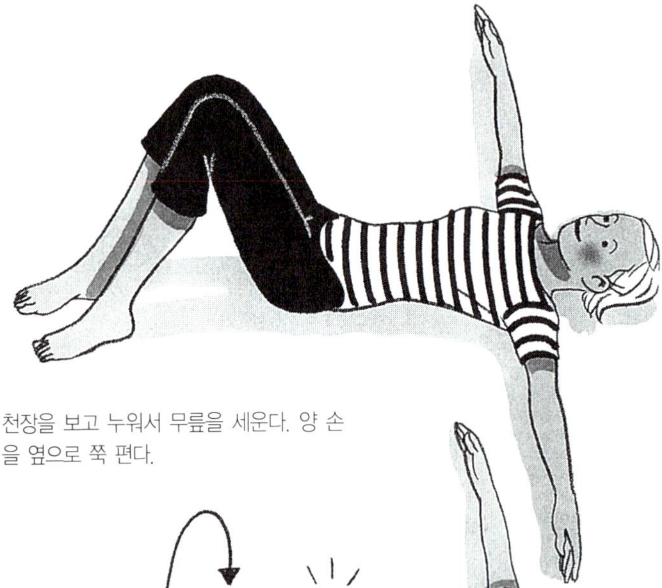

① 천장을 보고 누워서 무릎을 세운다. 양 손을 옆으로 쭉 편다.

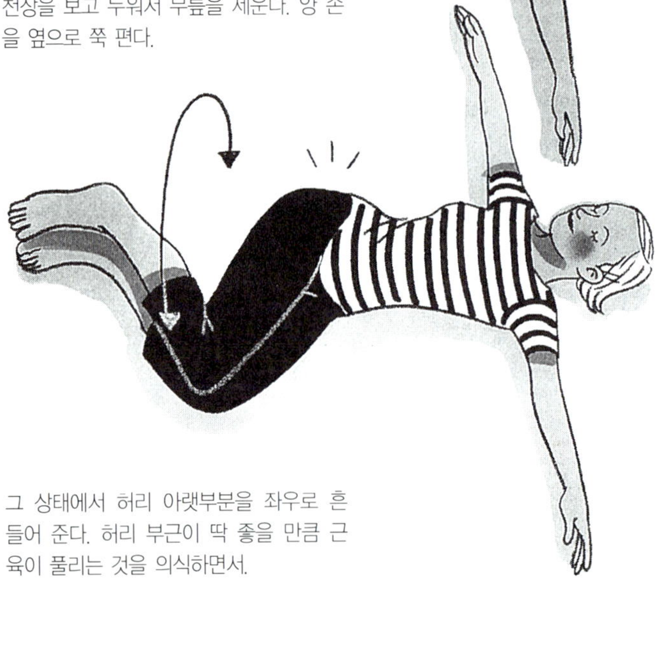

② 그 상태에서 허리 아랫부분을 좌우로 흔들어 준다. 허리 부근이 딱 좋을 만큼 근육이 풀리는 것을 의식하면서.

22 기본 스트레칭 ⑤

장딴지 스트레칭

① 다리를 앞으로 쭉 편 상태에서 앉는다.

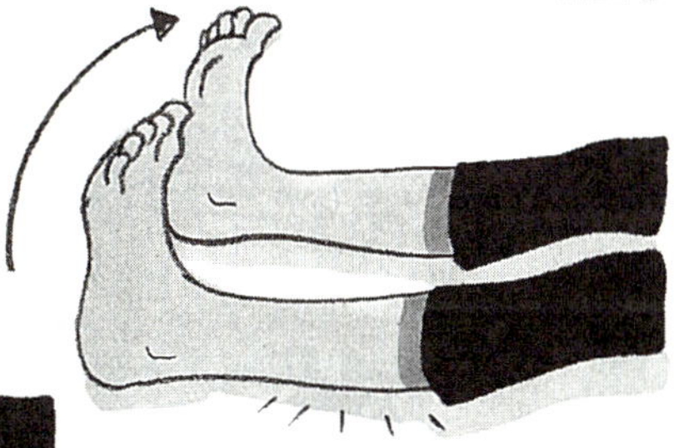

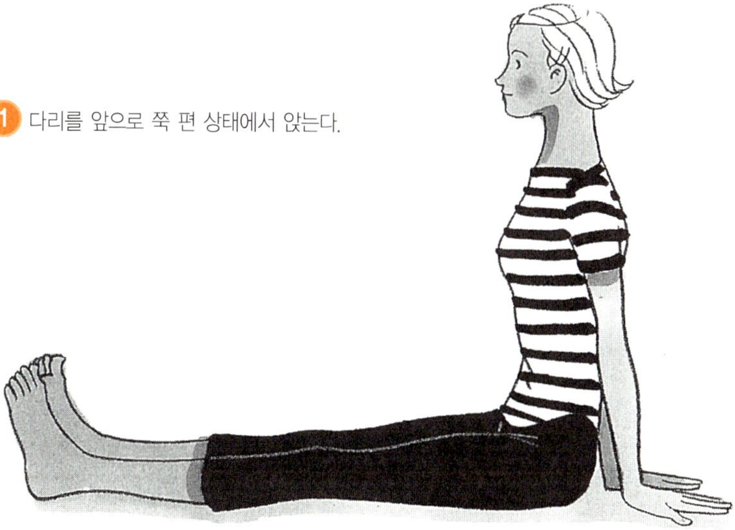

② 발끝을 자기 쪽으로 쭉 당긴다.

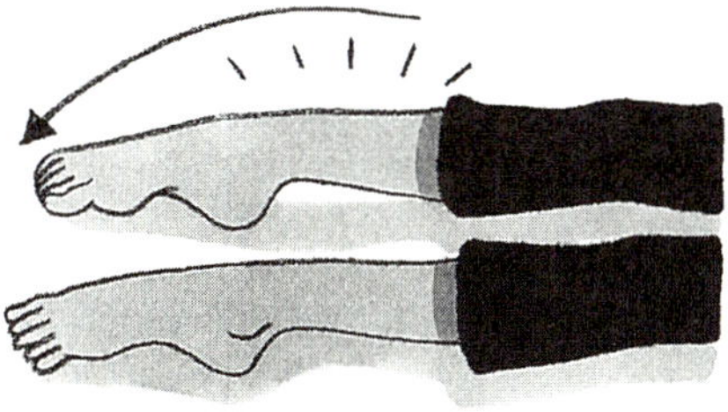

③ 발끝을 앞쪽으로 당긴 다음 쭉 펴 준다.

23 기본 스트레칭 ⑥

가랑이 관절 스트레칭

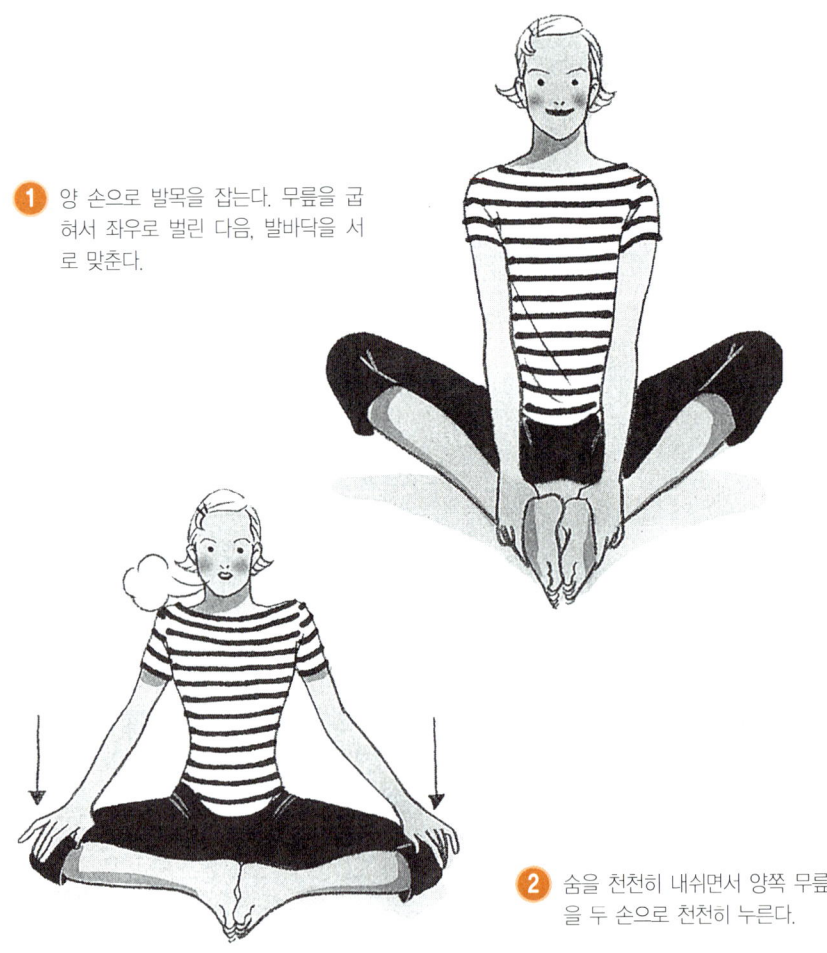

① 양 손으로 발목을 잡는다. 무릎을 굽혀서 좌우로 벌린 다음, 발바닥을 서로 맞춘다.

② 숨을 천천히 내쉬면서 양쪽 무릎을 두 손으로 천천히 누른다.

❸ ②번의 다리 상태에서 눕는다.

❹ 가랑이 관절에 양 손을 갖다 대고 문지르면서 3초에서 5초간 유지한다. 그 다음 한번에 힘을 뺀다. 그리고 다시 펴 준다.

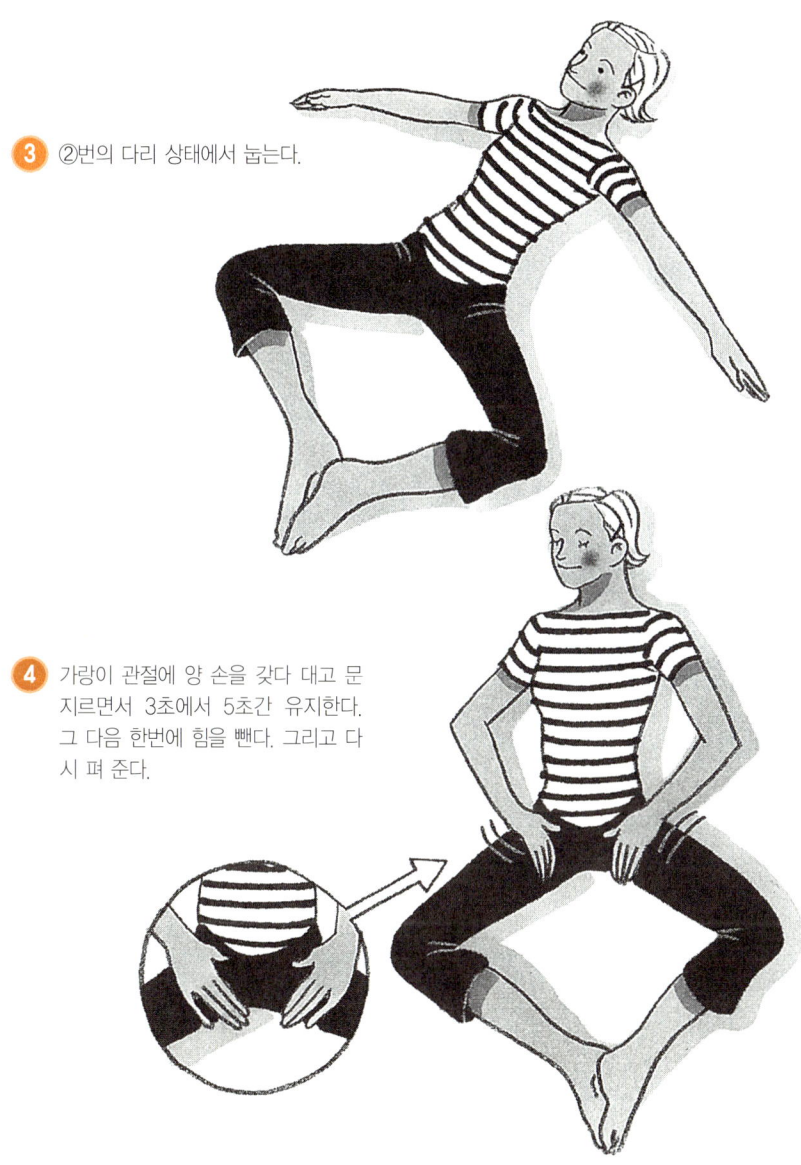

> *세 가지의 기본법을 활용하자!*
> # 누구나 편하게 할 수 있는 손발 마사지

여기서부터는 간단한 '손발 마사지'를 몇 가지 소개하겠습니다. 앞에서 소개한 마사지 테크닉 '누르기, 문지르기, 주무르기'의 3개 기본법을 활용하면 됩니다. 자극점과 마찬가지로 마사지도 역시 손과 발이 기본이 됩니다. 왜냐하면 자신이 볼 수 있는 범위에서 손쉽게 효과를 실감할 수 있는 부분이기 때문입니다. 특정 부위를 찾지 않아도 되는 만큼 자극점보다 더 편하게 해 볼 수 있지 않을까요? 무엇보다 자기가 기분 좋게 느끼는 부위를 기분 좋을 만큼의 강도로 마사지하는 것만으로도 효과가 나타납니다.

나중에 누구나 손쉽게 할 수 있는 기분 좋은 마사지를 손과 발로 나누어서 몇 가지 소개하겠습니다. 텔레비전을 보면서, 책을 읽으면서, 좋아하는 것을 하면서 할 수 있는 이 마사지, 한번 해 보세요.

그때마다 자기 몸 상태에 맞추어서 마사지 법을 분별해도 되고, 마음에 드는 마사지를 일과 중의 하나로 습관화하는 것도 좋을 겁니다.

24 손 마사지 ①

손바닥을 자극해서 머리도 시원하게!

1 양 손을 어깨 높이에 맞추어서 앞으로 쭉 편 다음 박수를 친다.

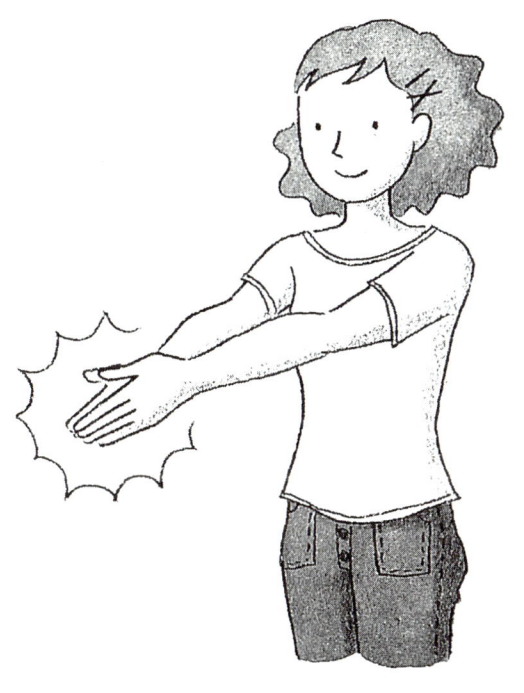

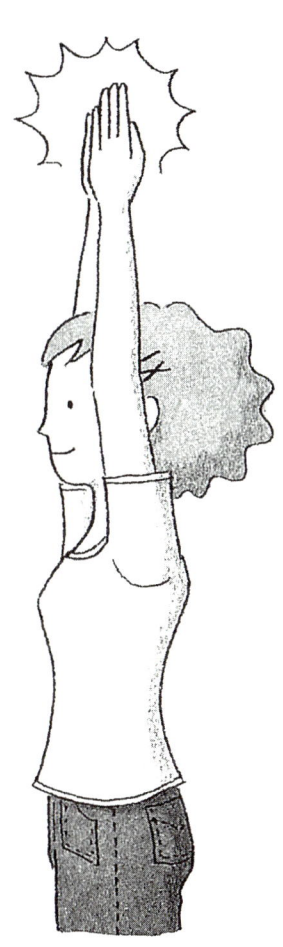

2 양 손을 머리 위로 쭉 편 다음, 마찬가지로 박수를 친다.

25 손 마사지 ②

플러스 알파로 긴장 풀기

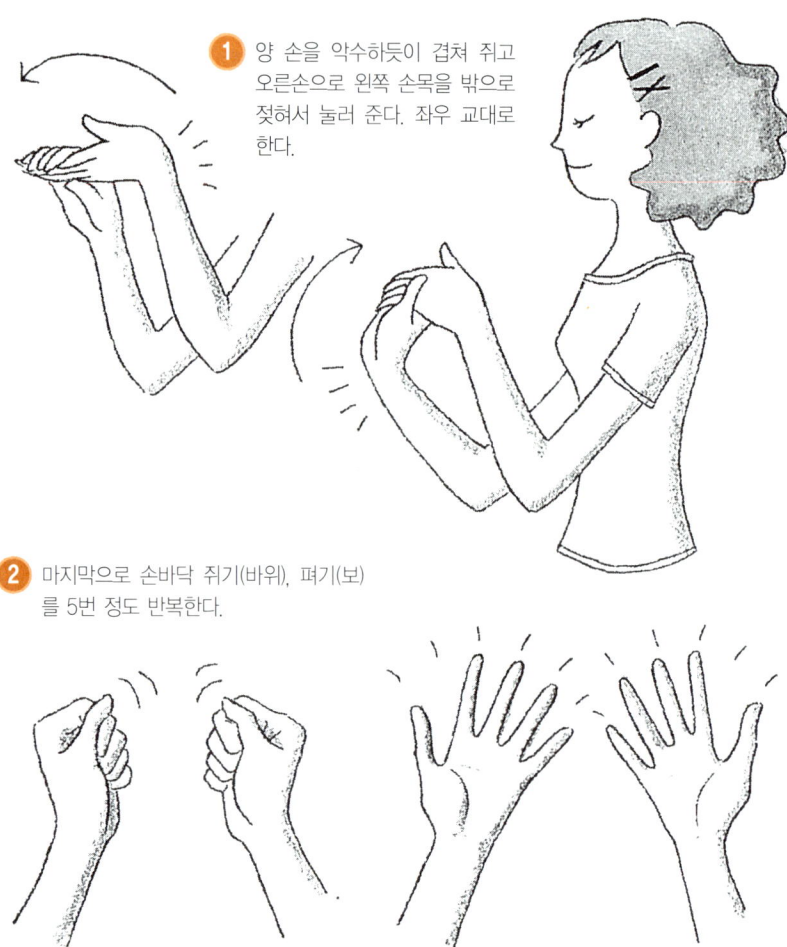

① 양 손을 악수하듯이 겹쳐 쥐고 오른손으로 왼쪽 손목을 밖으로 젖혀서 눌러 준다. 좌우 교대로 한다.

② 마지막으로 손바닥 쥐기(바위), 펴기(보)를 5번 정도 반복한다.

❸ 그 다음 손가락을 서로 교차시켜 맞잡는다. 그 상태에서 손가락에 힘을 주고 손가락과 마디마디를 꽉 끼듯이 눌러 준다.

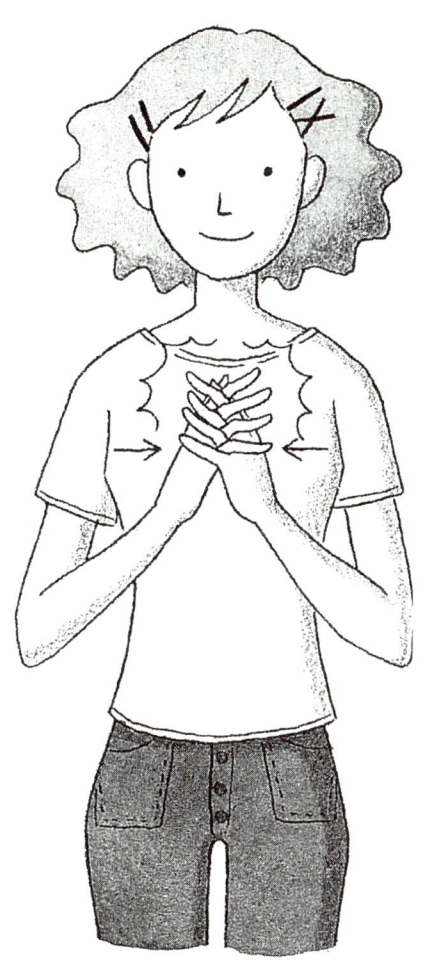

26 발 마사지 ①

많이 걸어서 피곤할 때 피로 해소

① 발바닥의 엄지발가락과 검지발가락 사이를 손가락으로 눌러 준다.

② 엄지발가락과 검지발가락 사이에 볼록 튀어나온 부분을 엄지손가락으로 강하게 눌러 준다.

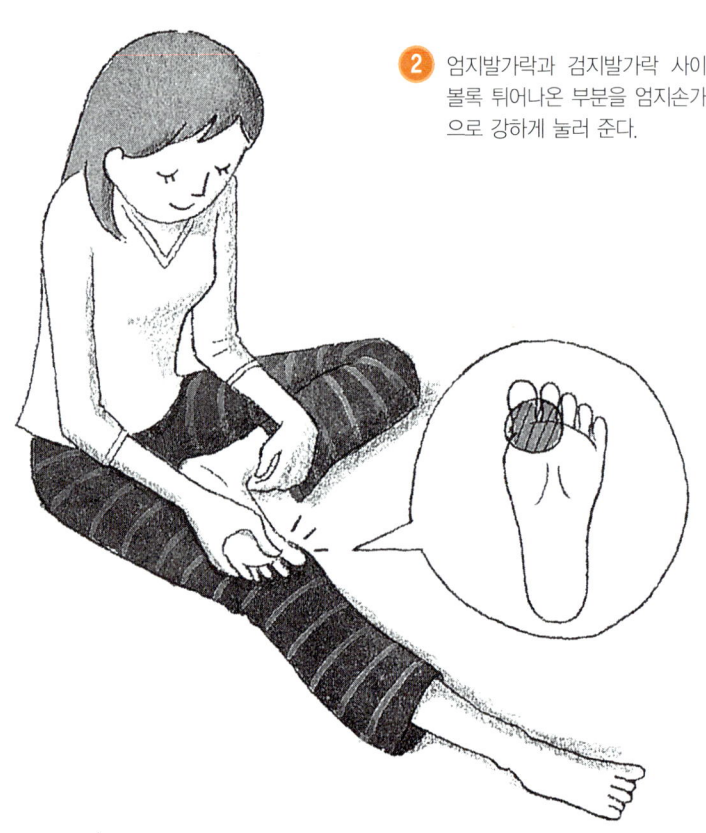

③ 그 다음 발가락을 하나씩 서로 교차 시킨다.

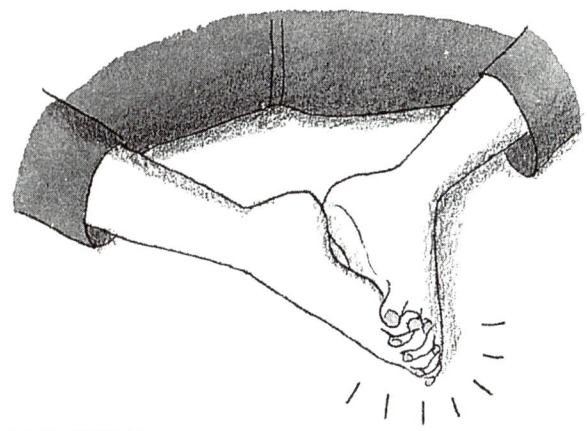

④ 그대로 위에서 양 손으로 감싸듯이 잡은 다음에 안쪽을 향해 누른다. 엄지손가락으로 발바닥의 한복판을 눌러 주는 것이 포인트이다.

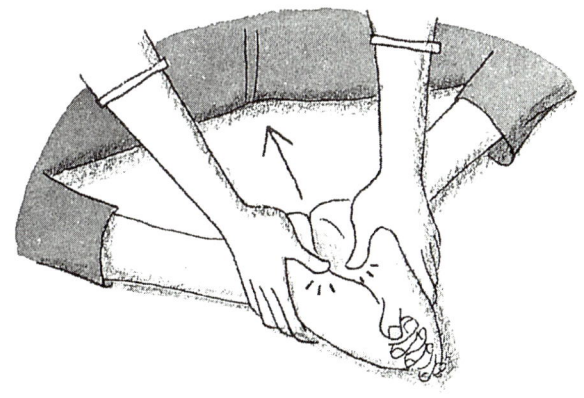

27 발 마사지 ②

구두로 발이 꽉 조여졌을 때

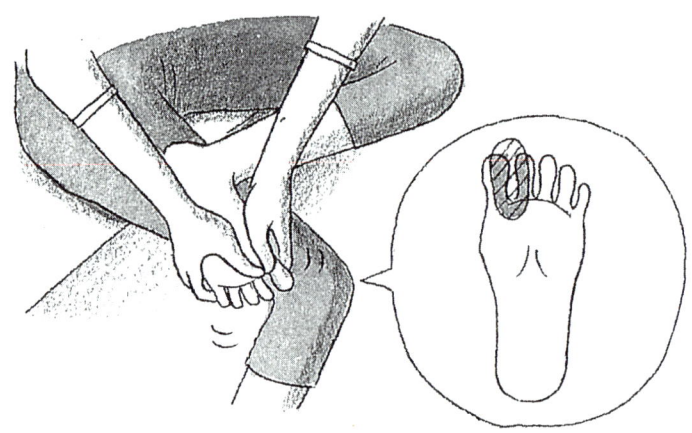

1. 엄지발가락과 검지발가락 사이를 따라 손가락으로 주무르거나 누르면서 마사지한다.

2. 엄지발가락을 비스듬하게 바깥쪽으로 당긴다.

3. ①과 ②를 동시에 한다.

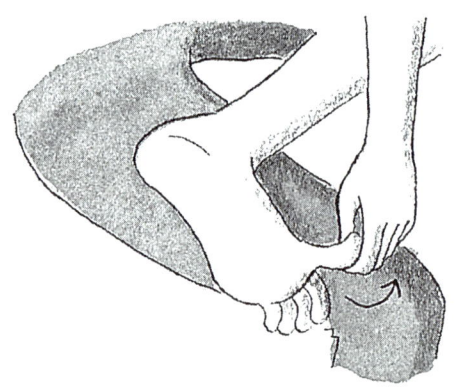

④ 천장을 보고 누워서 발바닥을 맞춘다.

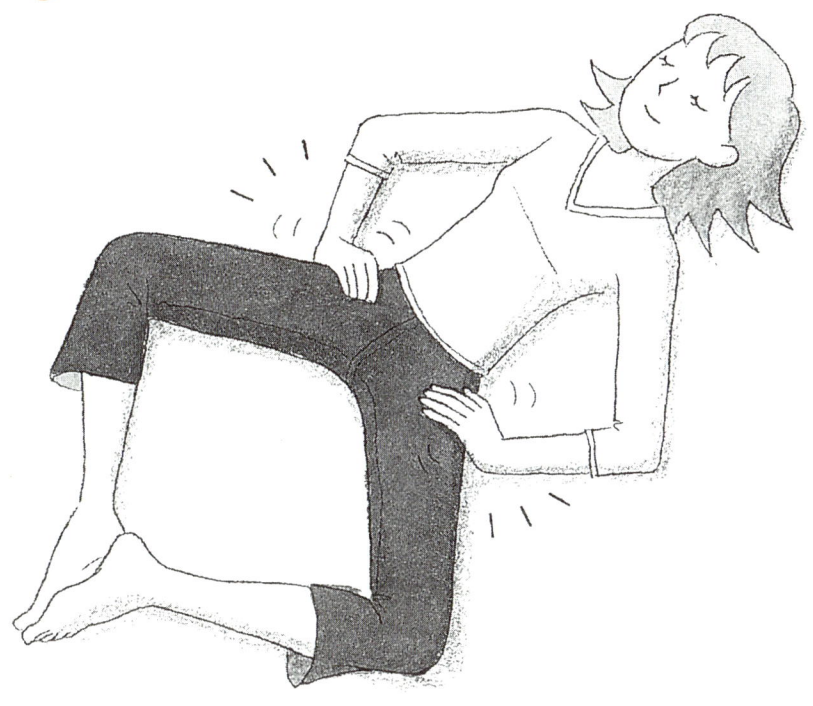

⑤ 그 상태에서 가랑이 관절을 양손으로 문지른다.(56쪽 기본 스트레칭 ⑥)

> 낮잠을 권장한다
> # 얼마 안 되는 수면 시간도 활용한다

"이보다 더 간단한 방법은 없어요?"라고 배부른 투정을 하는 분들이 있습니다. 거짓말 같지만 사실은 이보다 더 손쉬운 방법도 있습니다. 지금까지 소개한 건강법들은 전부 눈을 뜨고 있을 때, 즉 일어나 있을 때 하는 것들입니다.

그런데 일어나 있지 않을 때에도 기분 좋게 할 수 있는 방법이 있습니다. 이름 그대로 '낮잠 자며 하는 건강법'. 여러분 중 '낮잠 같은 것은 자본 적이 없다'는 분은 안 계실 겁니다.

밤에 잘 때도 그렇지만 집안일을 하면서 잠깐 눈을 붙이거나 전날의 수면 부족을 보충하기 위해 자는 낮잠까지 모든 것을 헛되이 하지 말고 유용하게 쓰자는 것이 이 방법의 목적입니다.

이불 위에 누운 채 할 수 있는 간단 건강법부터 그대로 자기만 하는 간단 쾌감술까지 모두 소개해 드릴 테니 꼭 한번 시도해 보세요.

28 낮잠 전이나 취침 전의 습관으로 삼자!

전신 긴장 풀기

그림과 같이 자기 전에 이 포즈를 취하면 그것만으로도 자연스럽게 몸의 힘이 빠지게 됩니다. 정말 간단한 긴장 풀기 방법이죠.

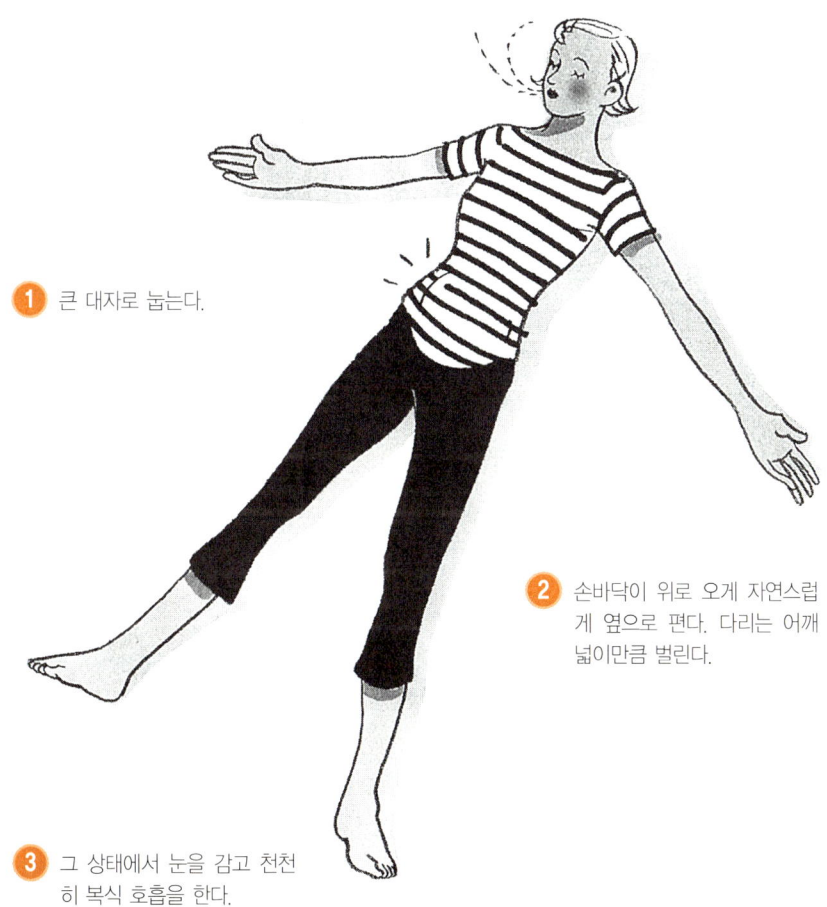

① 큰 대자로 눕는다.

② 손바닥이 위로 오게 자연스럽게 옆으로 편다. 다리는 어깨 넓이만큼 벌린다.

③ 그 상태에서 눈을 감고 천천히 복식 호흡을 한다.

29 낮잠 자는 시간도 헛되게 쓰지 않는다 ①

허리가 조금 뻐근할 때

❶ 약간 작은 쿠션이나 타월을 무릎 아래에 놓고 잔다.

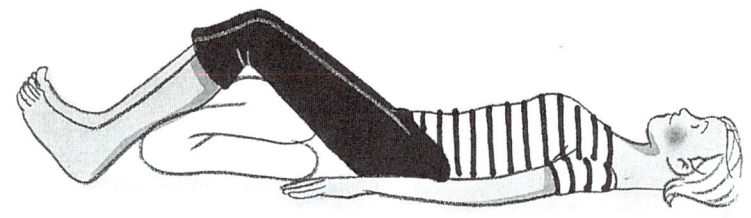

❷ 위를 보고 눕는 것이 힘들 때에는 무릎에 쿠션이나 타월을 낀 상태로 옆으로 몸을 돌려서 잔다. 약간 등을 구부리면 긴장 풀기 효과도 2배.

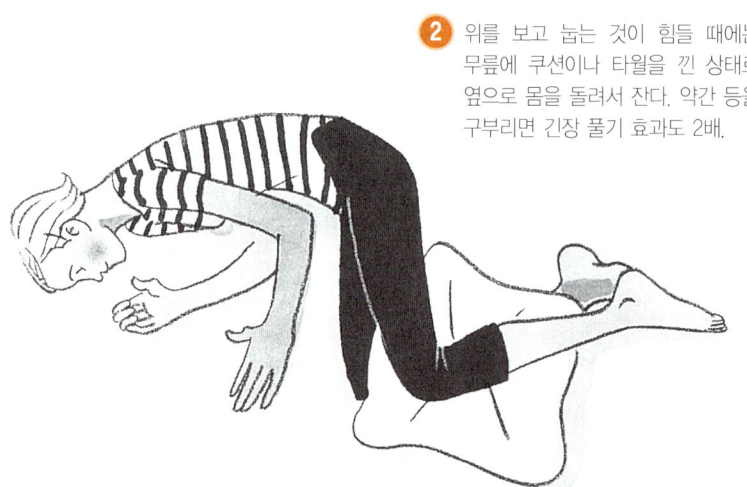

30 낮잠 자는 시간도 헛되게 쓰지 않는다 ②

어깨가 결릴 때

수건이나 목욕용 큰 타월을 둘둘 말아서 베개 대신에 목 밑에 넣고 잡니다. 자기 목선에 맞추어 크기를 조절합시다!

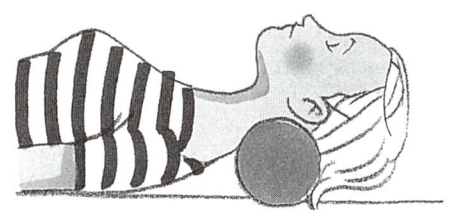

응용편 … 다리가 부었을 때
타월보다 더 높은 것(잡지나 쿠션 등)을 준비해서 다리를 머리보다 높게 하고 잔다.

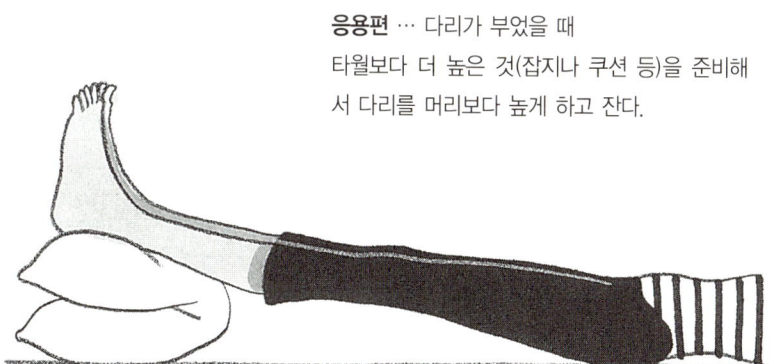

이런 건강법은 플러스 알파로 어떠세요?
주변에 있는 도구로 효과도 두 배

지금까지 소개한 것들은 모두 자기 몸만 있으면 충분히 할 수 있는 건강법이었습니다. 그래도 역시 '마사지 기구 같은 것을 사용하는 게 더 효과적이지 않을까?' 라며 불안해하는 분들도 계실 것입니다. 아마 도구를 사용하는 쪽이 힘도 들지 않고 그만큼 효과도 있을 겁니다. '마사지 기구를 어디서 사면 좋을까? 또 어떤 것을 사면 좋을까?' 하는 분도 적지 않을 것입니다. 이제부터 어떤 분이든 납득할 만한 건강법을 시원하게 바로 알려 드리죠.

마사지 기구 등은 사용하지 않아도 됩니다. 주변에 있는 도구가 한 순간에 마사지 기구로 변하니까요.

골프공을 쓰는 방법은 어디서 들어본 적이 있으시죠? 그런데 빨래집게까지 우리 몸에 쾌감을 줄 수 있다는 사실은 알고 계시나요? 극히 일부가 되겠지만 주변에 있는 물건을 유효하게 써서 간단하면서도 효과가 바로 나타나는 마사지 방법을 몇 가지 소개합니다. 지금 바로 그 쾌감을 느껴 보십시오.

31 골프공을 사용해서 마사지한다!

빙글빙글 마사지로 긴장 풀기

골프공을 양 손 사이에 두고 마음대로 손바닥 위에서 돌려 주세요!

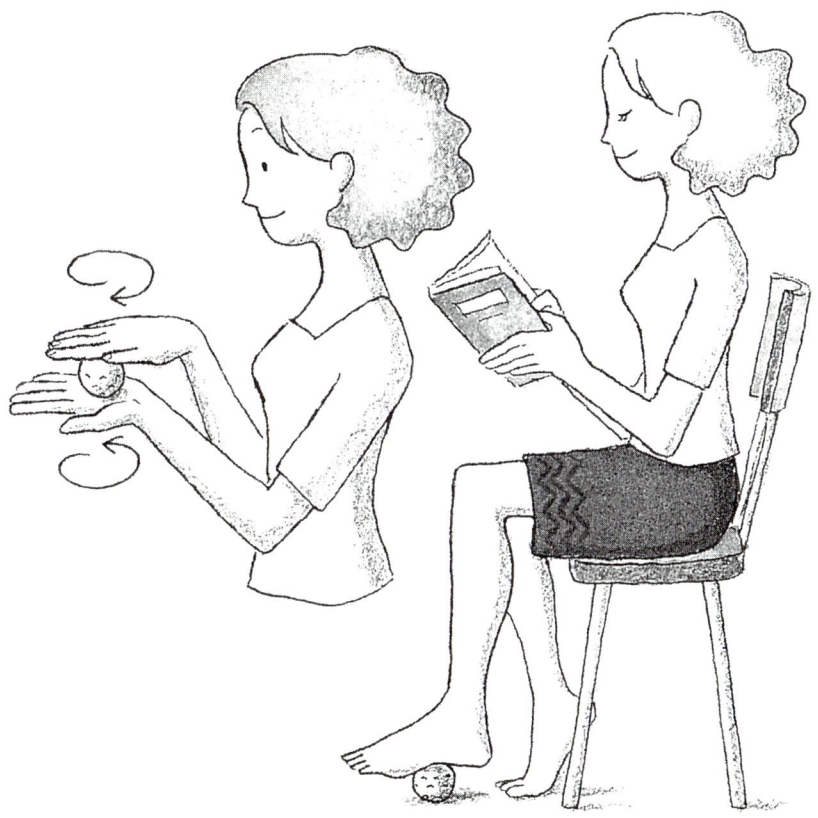

* 발바닥으로 돌려주는 것도 효과적입니다.

32 빨래집게를 사용해서 마사지한다!

빨래집게로 피로 해소

발가락 측면을 빨래집게로 집어서 발가락 끝을 자극하면 기분이 상쾌해집니다.

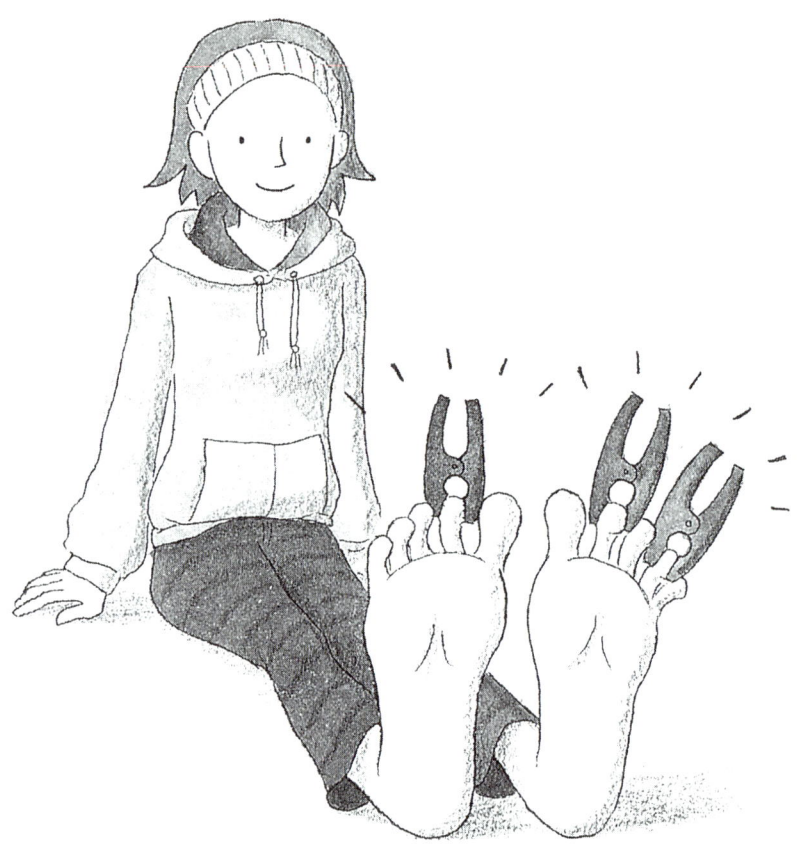

33

나무봉을 사용해서 마사지한다!

저혈압으로 잠을 못 이룰 때

양 발의 뒷꿈치를 나무봉을 사용해서 꾹꾹 눌러가며 마사지합니다.
굵은 매직펜을 사용해도 됩니다.

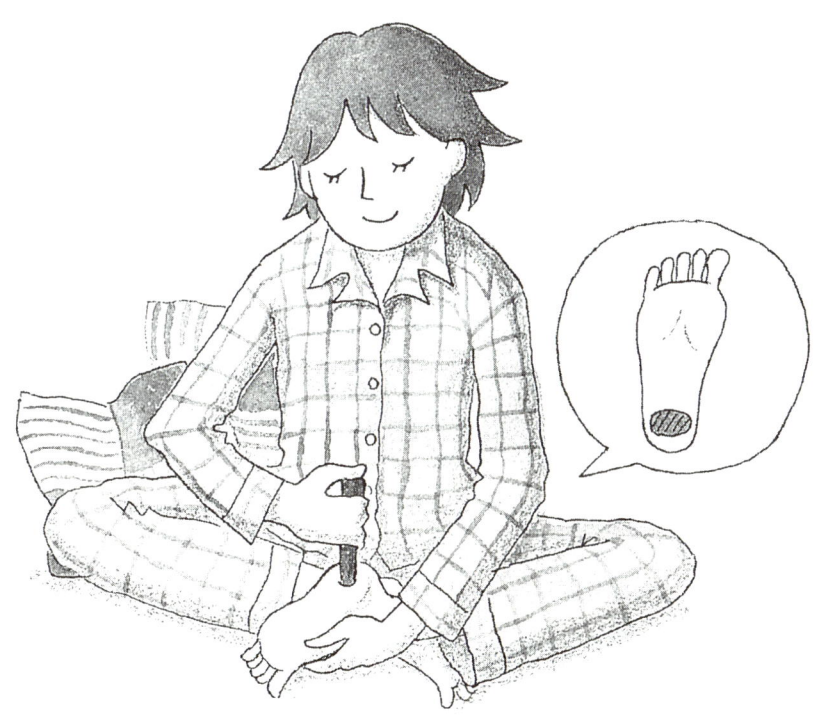

* 자극 직후에는 일단 혈압이 내려가지만 꾸준히 하다보면 서서히 혈압도 안정을 찾게 됩니다.

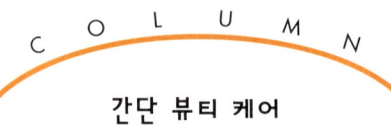

간단 뷰티 케어

목욕하면서 모공 청소를 하자!

나이가 뚜렷하게 나타나는 부분은 역시 피부입니다. 유분이나 화장 때문에 어느 새 모공 안이 새까매진 적 없으세요? 모공에 피지가 가득 찼을 때만이 아니라 평상시에도 욕탕에서 얼굴 마사지하는 것을 습관화하세요.

① 탕 속에 들어가서는 숨을 참고 입 근처까지 욕조에 담근다.

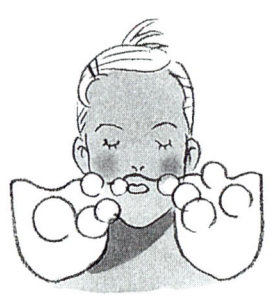
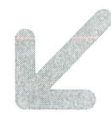
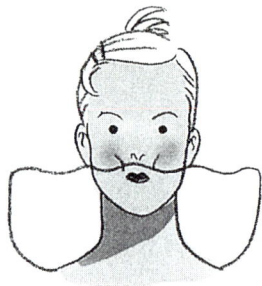

② 그 상태로 탕 속에서 입의 공기를 내 뿜는다.

③ 입 안에 숨을 조금 남긴 채 욕조에서 얼굴을 위로 들어 올리며 '파~' 하고 숨을 내쉰다. 이 때 가능한 한 입을 크게 벌린다.

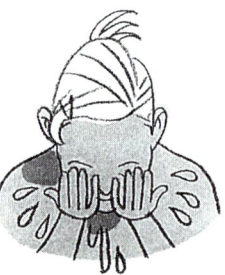

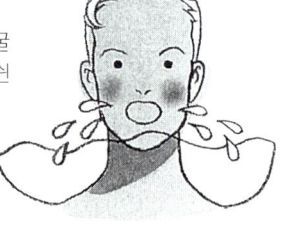

④ 5분 정도 반복했을 때 조금씩 땀이 나면 모공이 열렸다는 증거이다. 마지막으로 미지근한 물로 얼굴을 씻어내면 된다.

Chapter

3

증상별 1분 건강법

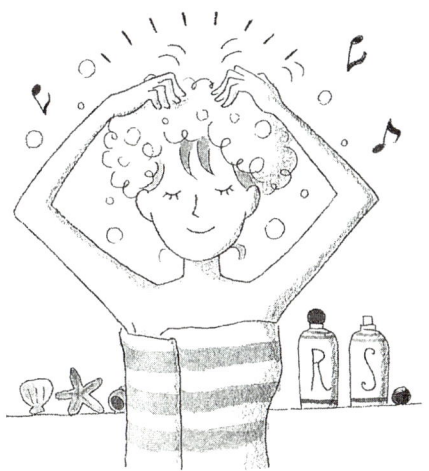

35 어깨 결림 ①

등을 중심으로 어깨가 결릴 때

새끼발가락과 네 번째 발가락(손에서는 약지손가락에 해당되는 부분)의 뼈 사이 부위를 검지손가락 두 번째 관절 부분으로 세로 방향으로 문질러 준다.

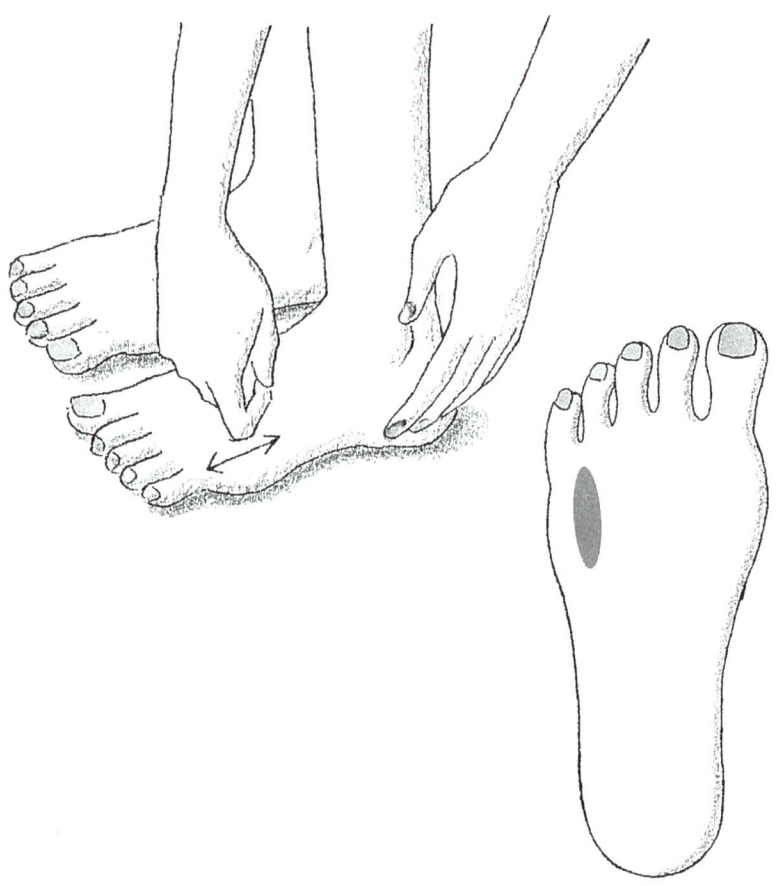

36 어깨 결림 ②

냉증으로 어깨가 결릴 때

① 숨을 쉬면서 어깨를 귀 근처까지 천천히 들어올린다.

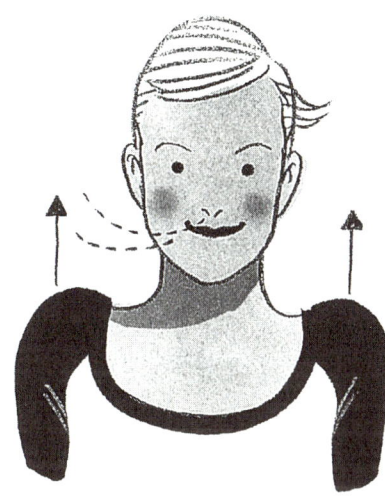

② 더 이상 올라갈 것 같지 않을 때까지 오면 숨을 내쉬면서 한번에 어깨를 내린다.

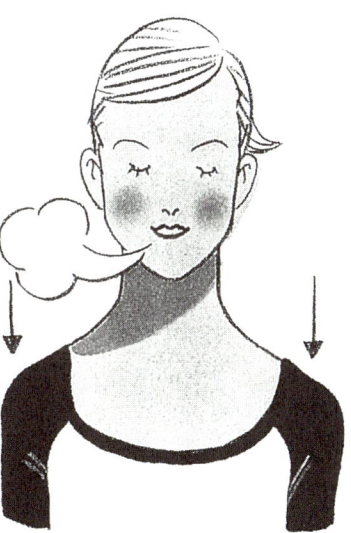

37

어깨 결림 ③

목부터 어깨까지 결릴 때

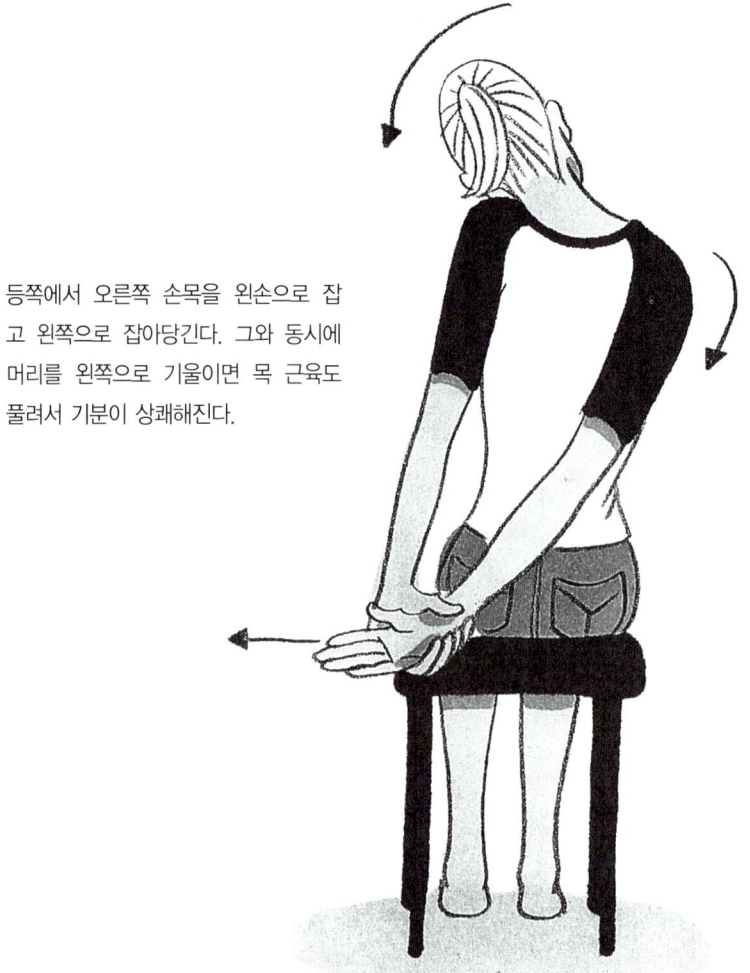

등쪽에서 오른쪽 손목을 왼손으로 잡고 왼쪽으로 잡아당긴다. 그와 동시에 머리를 왼쪽으로 기울이면 목 근육도 풀려서 기분이 상쾌해진다.

38 어깨 결림 ④

만성 어깨 결림에 딱 좋은 방법

양 손등의 중지, 약지, 새끼손가락이 시작되는 부분을
좌우로 힘을 주면서 문지른다.

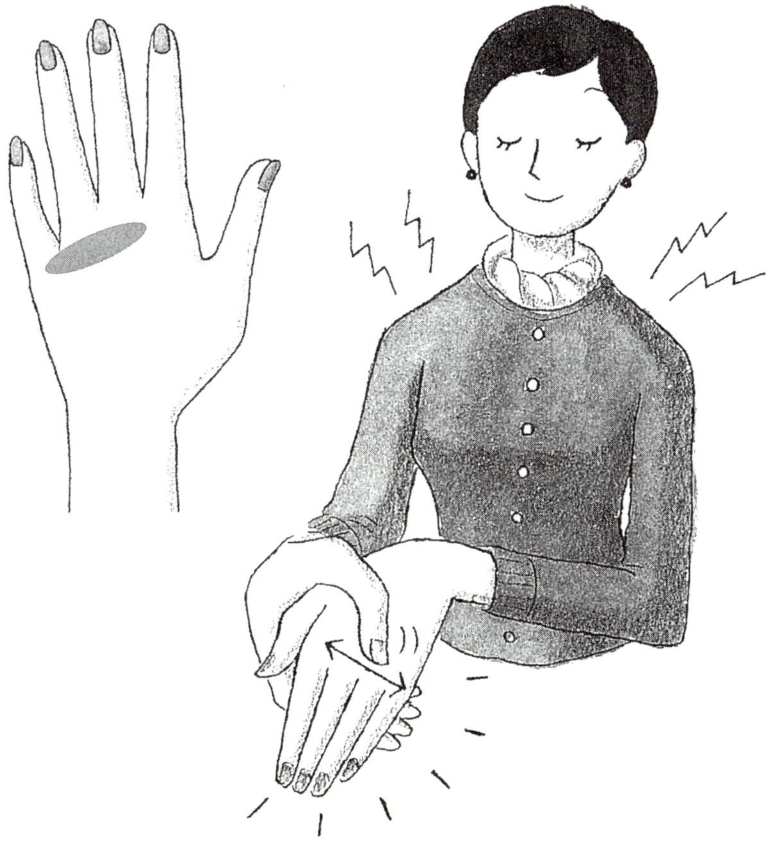

39 요통 ①

오래 앉아 있어서 아플 때

① 의자에 앉아서 양 손을 주먹 쥐고 허리에 갖다 댄다.

② 그 상태로 허리 높이에서 등골 양 옆(요통에 효과적인 자극점이 있다) 주변을 자극한다.

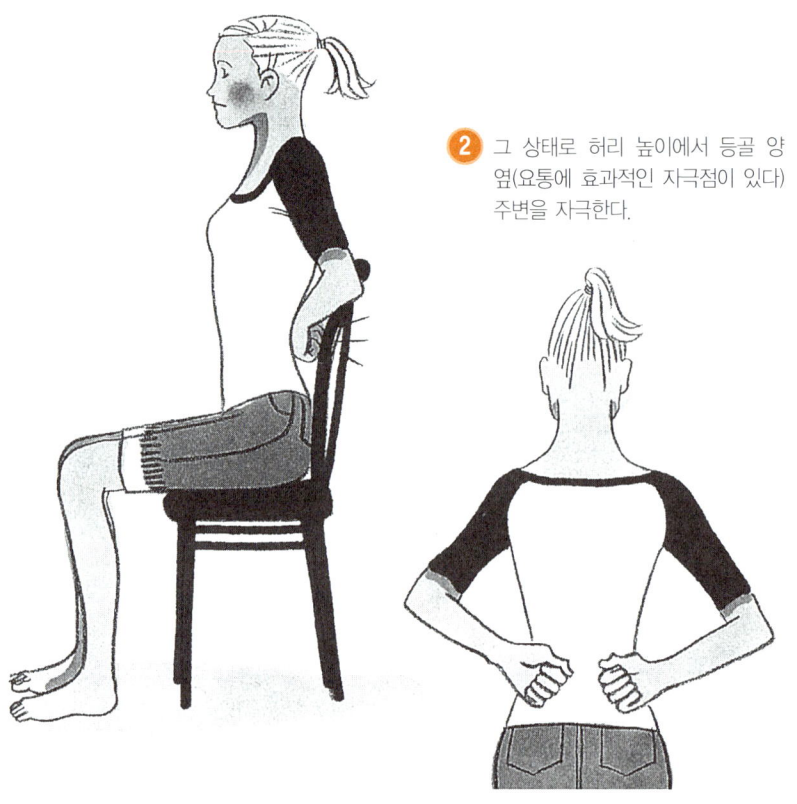

③ 등골 양 옆을 계속 자극하면서 숨을 내쉰다. 상체는 뒤로 젖힌다.

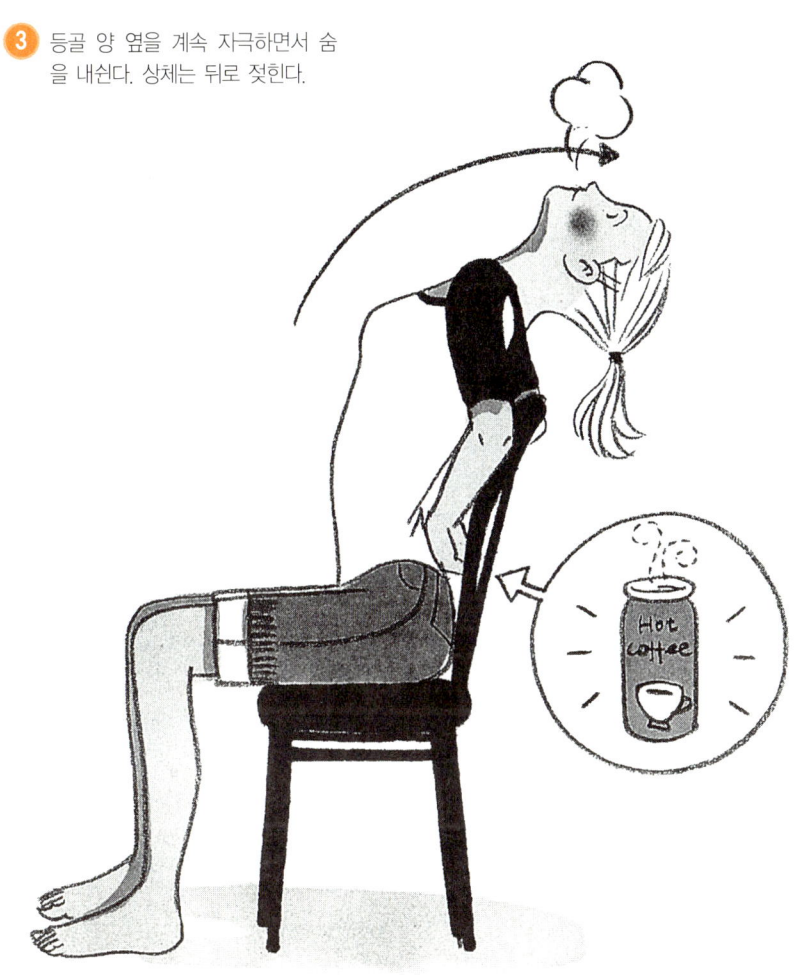

* 허리에 따뜻한 캔 커피 같은 것을 대고 하면 더 효과적이다.

40 요통 ②

허리가 뻐근할 때

1 벽을 향해 양 손을 펴서 손바닥이 닿을 정도의 위치에 선다. 다리, 발은 어깨보다 약간 넓게 벌린다.

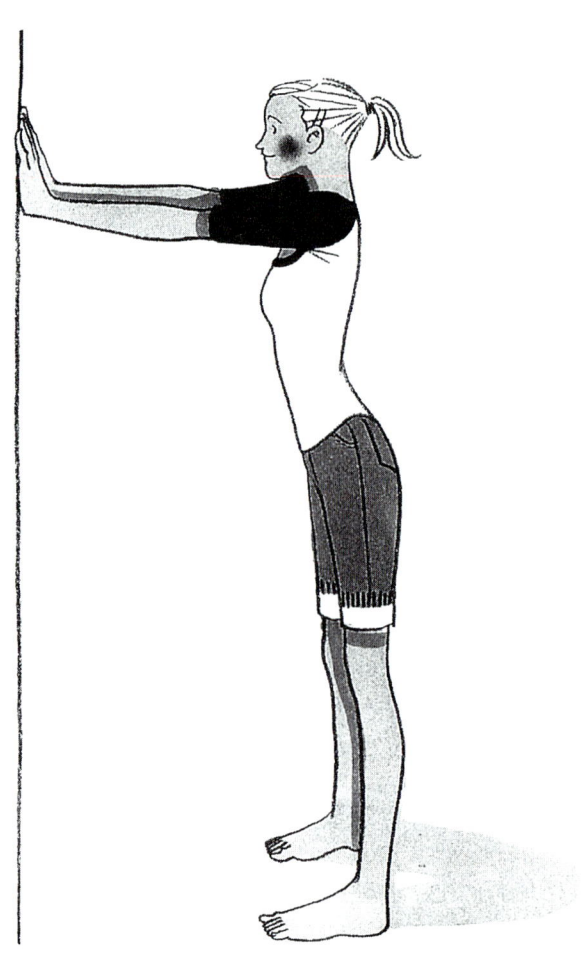

❷ 그 상태에서 허리를 굽혀 배를 아래로 밀어 준다.

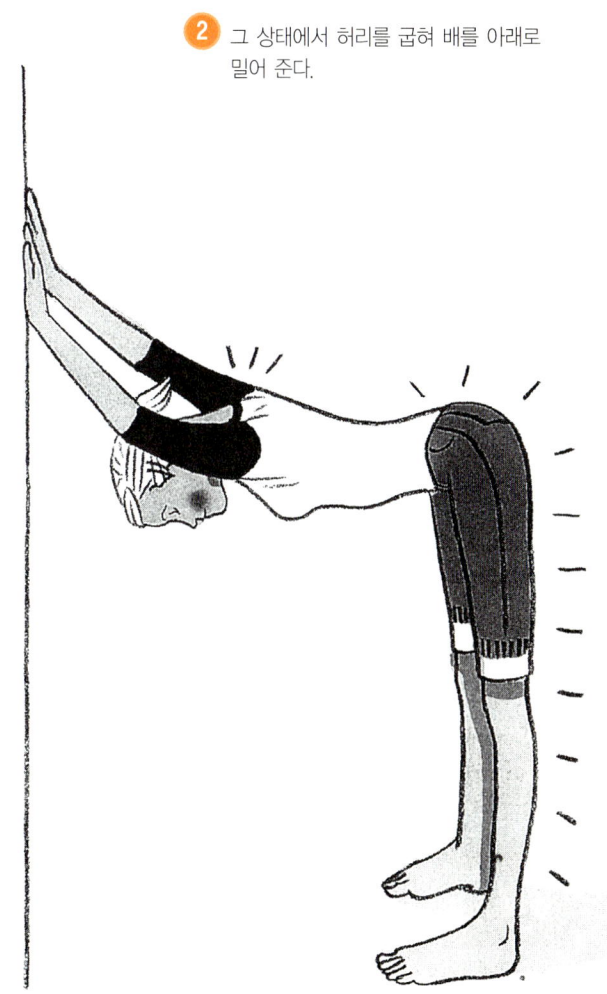

41 요통 ③

만성화되어서 늘 허리가 아플 때

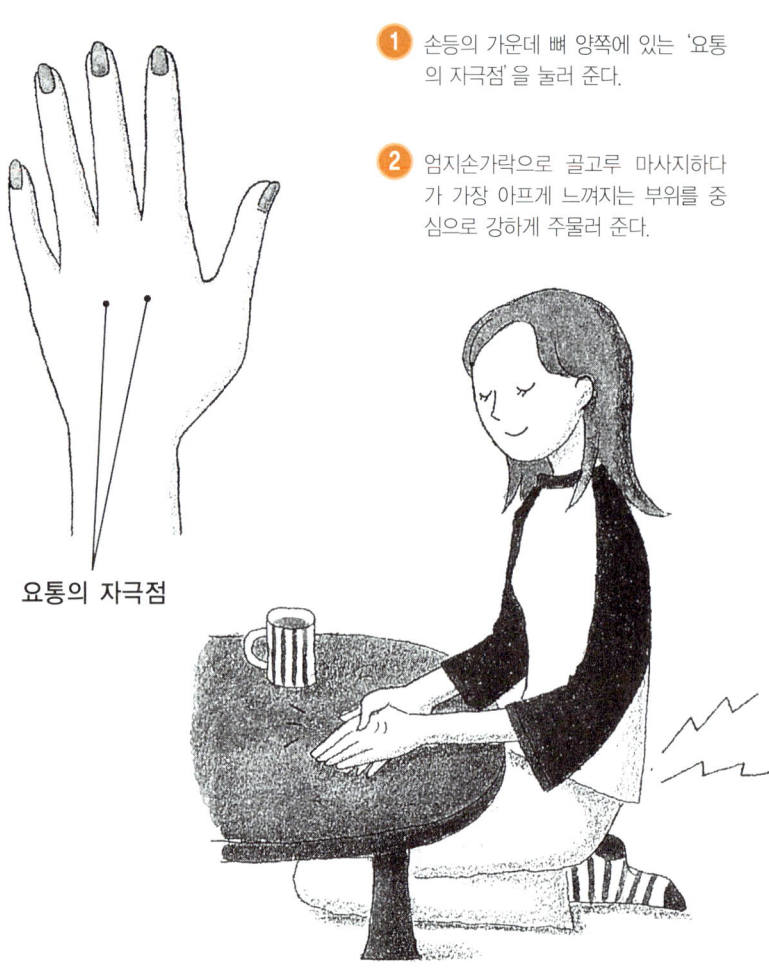

1. 손등의 가운데 뼈 양쪽에 있는 '요통의 자극점'을 눌러 준다.

2. 엄지손가락으로 골고루 마사지하다가 가장 아프게 느껴지는 부위를 중심으로 강하게 주물러 준다.

요통의 자극점

두 통 ①

회의 때문에 머리가 멍하고 아플 때

엄지손가락을 손등 쪽으로 젖혀 준다.
가능한 데까지 젖혀 준다.

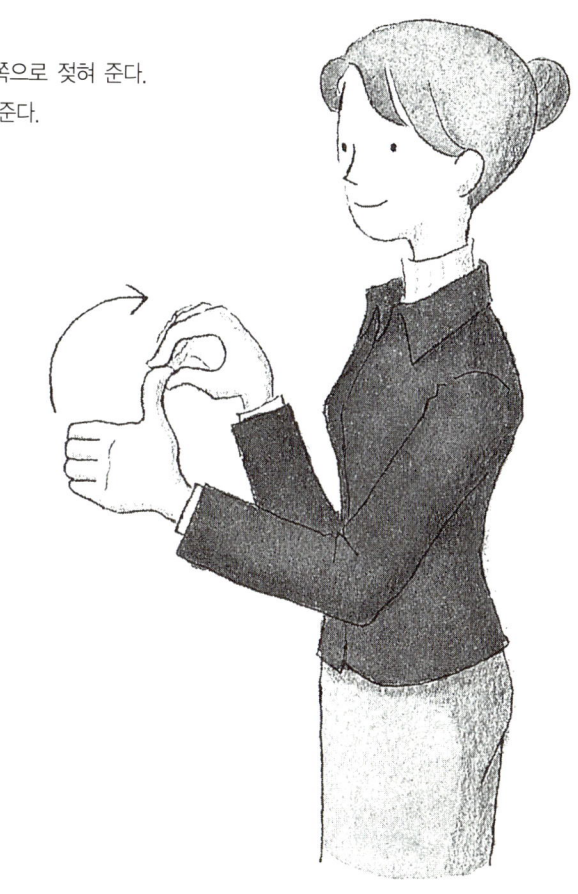

43 두통 ②

후두부와 뒷목이 아플 때

① 손등에서 엄지손가락과 검지손가락 사이의 부분에 있는 '합곡'을 눌러 준다.

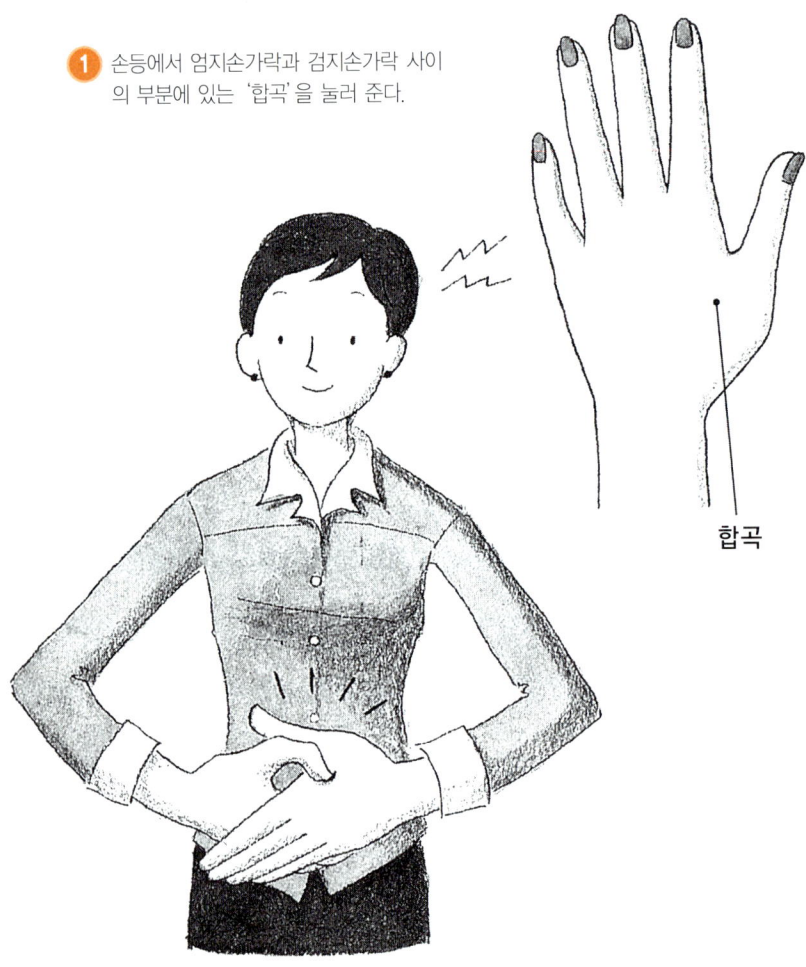

합곡

❷ 손목의 중앙에서 안쪽으로 4cm 정도 들어간 부분에 있는 '외관'을 눌러 준다.

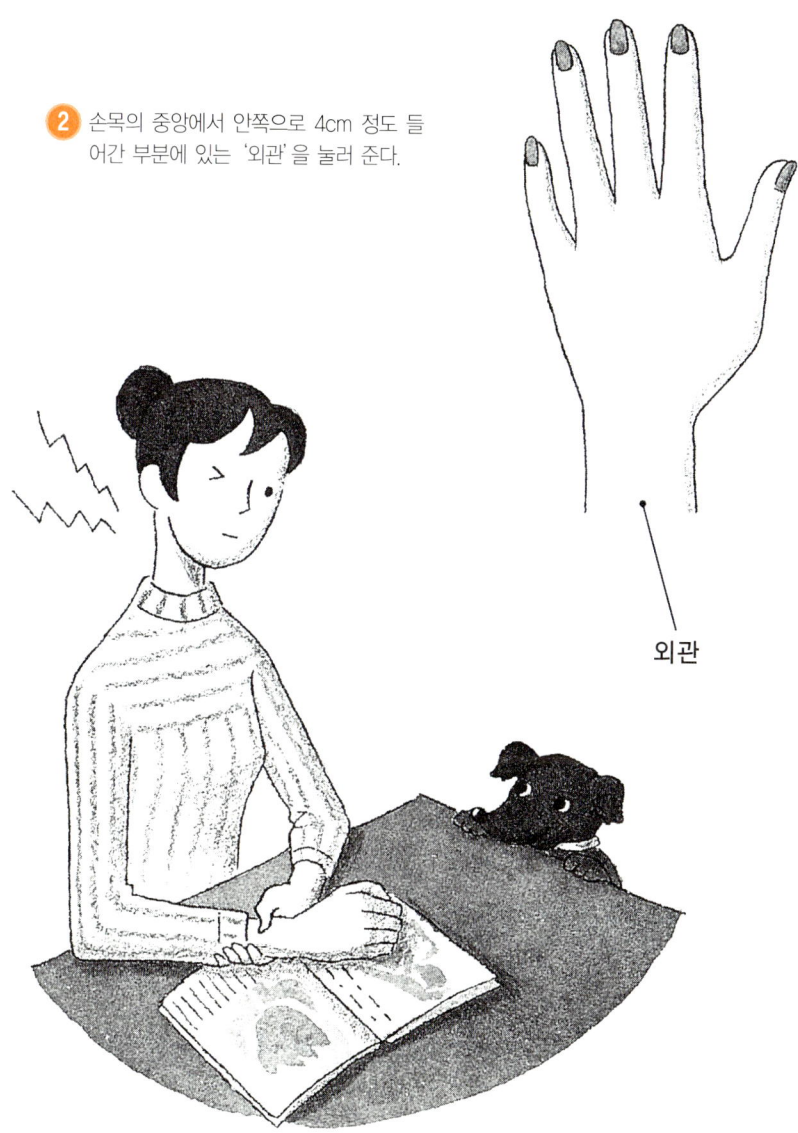

외관

피로와 나른함 ①

피곤해서 머리가 무겁게 느껴질 때

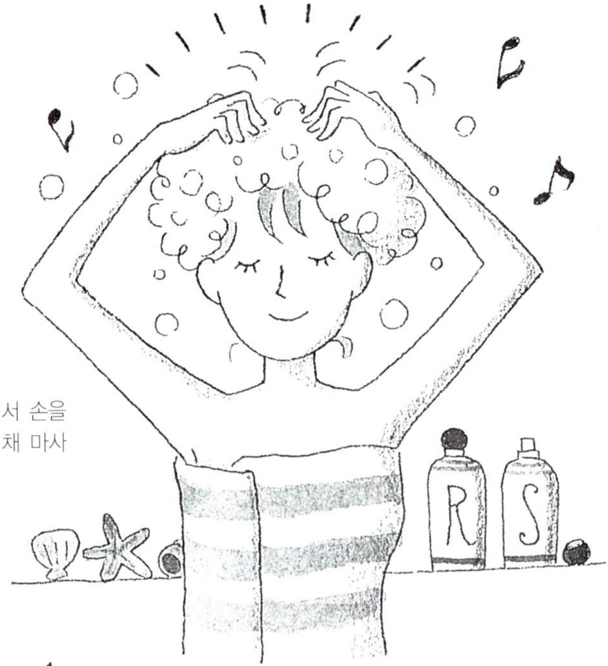

① 머리를 샴푸하면서 손을 머리 위에 올린 채 마사지한다.

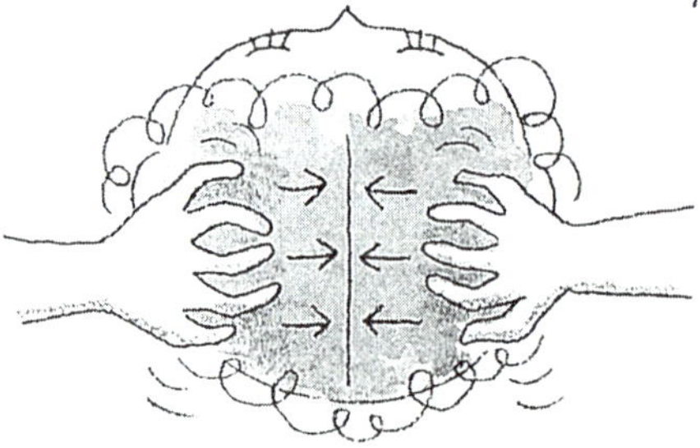

② 조금씩 중앙을 향해 손가락의 지문 부분을 사용하여 두피를 눌러 준다.

45 피로와 나른함 ②

하반신이 전체적으로 나른할 때

① 이불 위에 천장을 보고 눕는다.

② 다리의 가랑이 관절 부분부터 다리를 좌우로 흔들어 준다.

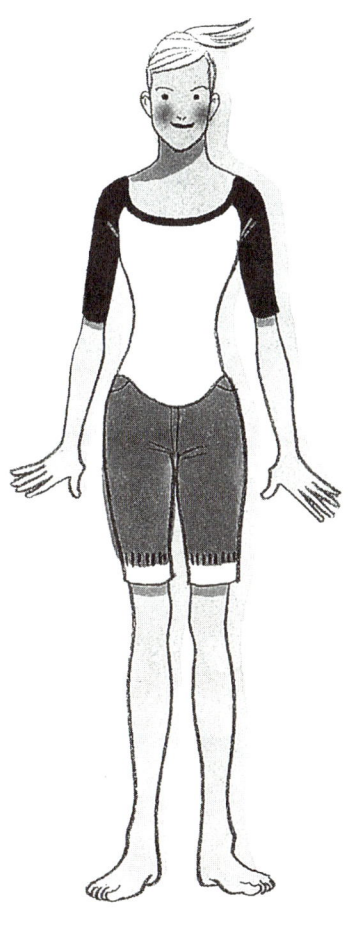
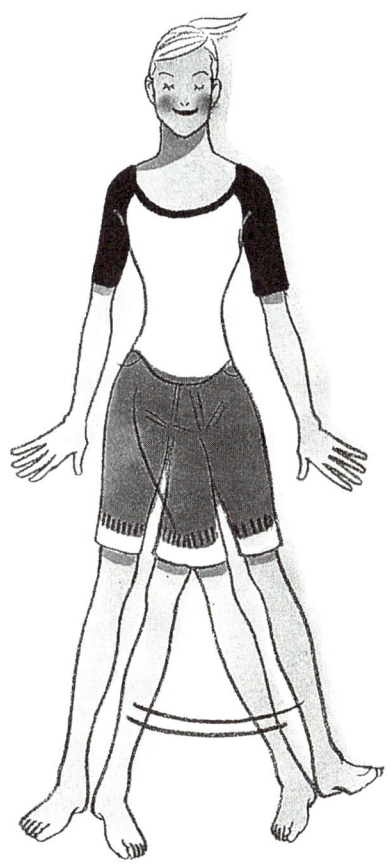

46 피로와 나른함 ③

온 몸이 왠지 나른할 때

1 이불 위에 양팔을 쭉 펴고 엎드린다.

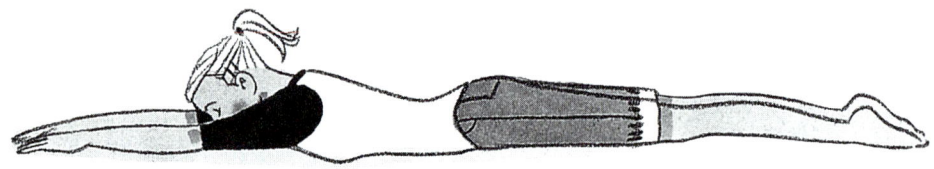

2 오른팔과 왼발을 10cm씩 위로 올린다. 그와 동시에 머리도 조금 들어올린다. 그 상태에서 5초에서 10초 정도 유지한다.

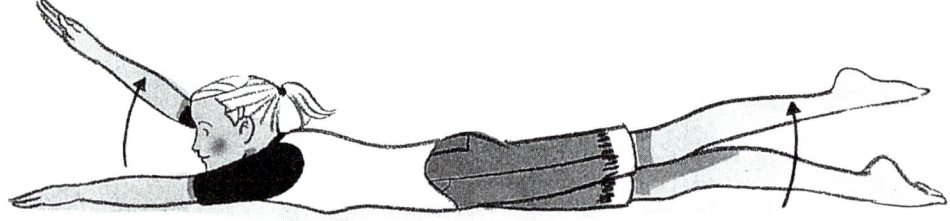

③ 5초에서 10초 정도 유지한 다음 팔과 머리는 원상태로 돌아간다. 그리고 힘을 뺀다.

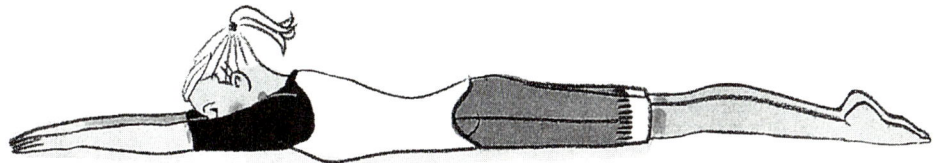

④ 그 다음 왼팔과 오른발을 위와 마찬가지로 반복해 준다.

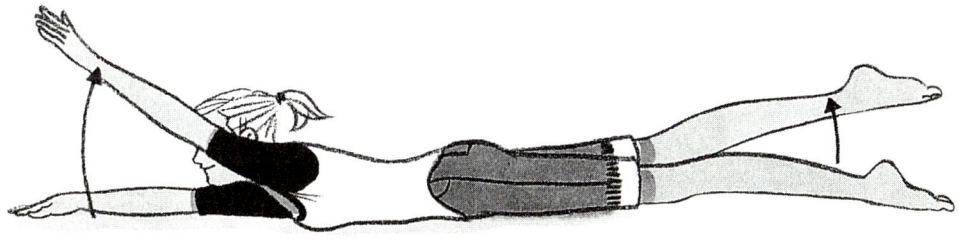

47 스트레스 ①

긴장하거나 짜증이 날 때

1 앉아도 되고 누워도 된다. 자기가 가장 좋아하는 상태(가장 피로가 풀리는 자세)에서 등을 쭉 펴고 두 손을 가볍게 배 위에 올린다.

2 그대로 코로 천천히 숨을 들이마신다. 배에 공기가 차는 것을 의식하면서.

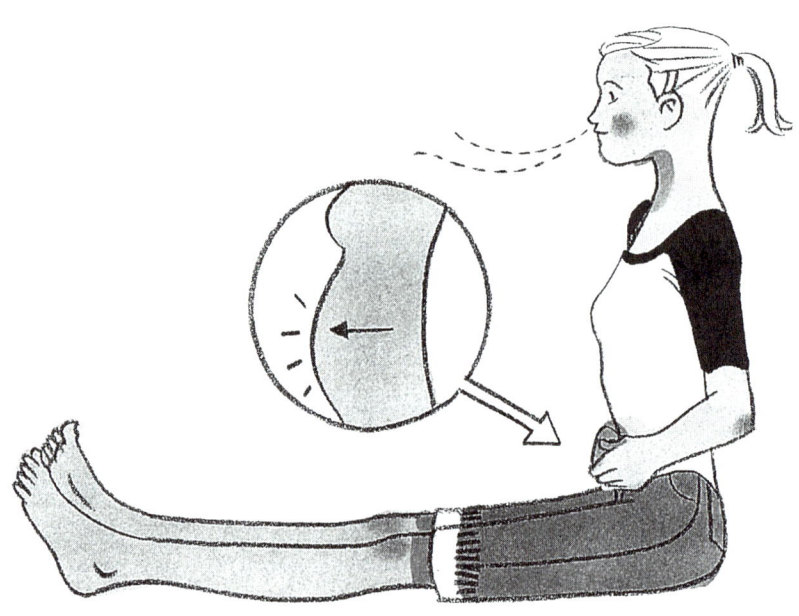

③ 한껏 숨을 들이마신 다음에는 입으로 천천히 숨을 내뱉는다. 배에서 공기가 빠져나가는 것을 의식하면서.

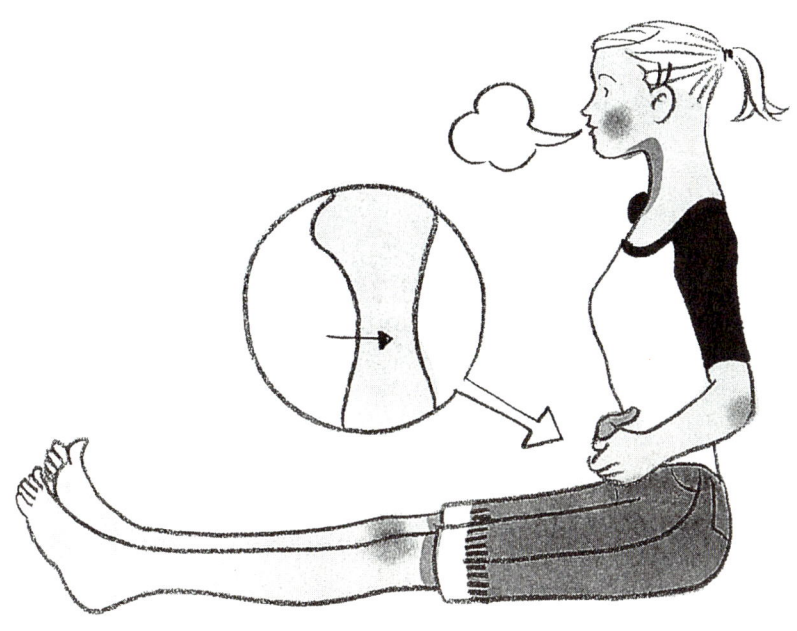

* 숨을 내뱉을 때 온 몸의 힘이 빠져나가는 것을 상상하면서 하면 더 효과적이다.

48 스트레스 ②

정서가 불안할 때

1. 방바닥(이불 위도 괜찮음)에 누워서 다리를 약간 높이 올린다(벽에 붙여도 좋고 잡지나 테이블 같은 곳에 올려도 된다).

2. 그 상태에서 몸의 힘을 빼고 긴장을 푼 자세로 멍하게 천장을 바라본다. 이것만으로도 마음이 안정을 되찾는다.

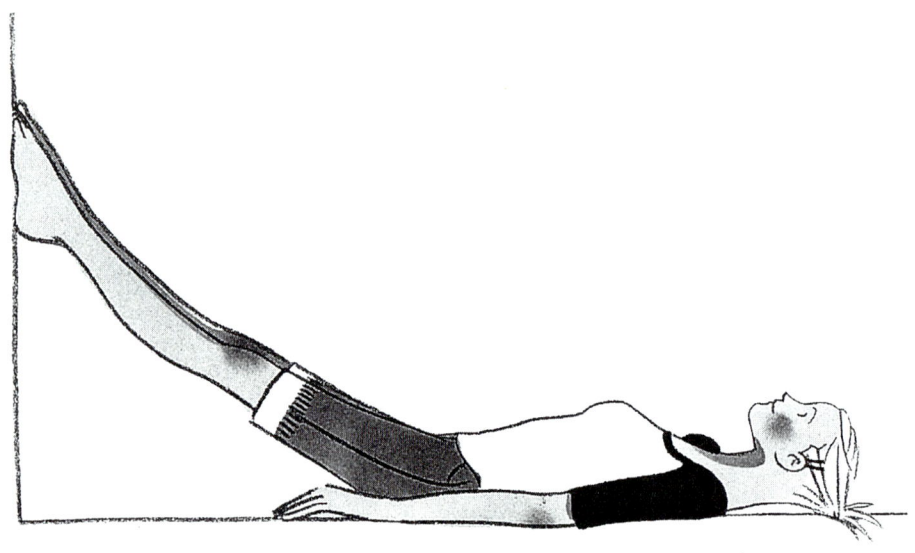

49 냉증 ①

허리 부근이 언제나 냉할 때

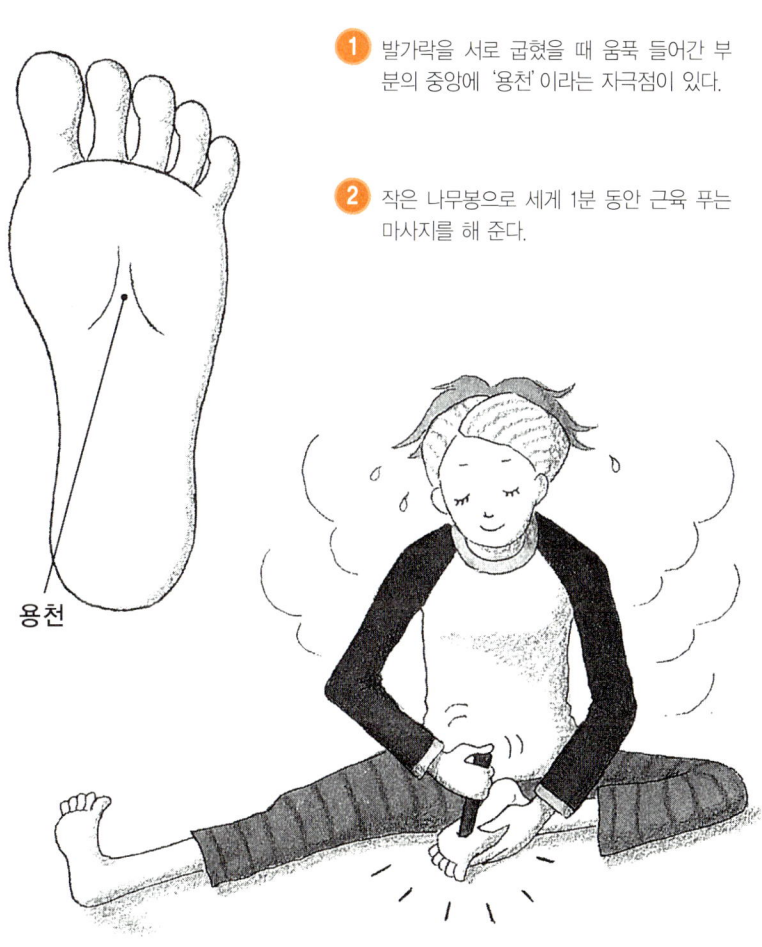

① 발가락을 서로 굽혔을 때 움푹 들어간 부분의 중앙에 '용천'이라는 자극점이 있다.

② 작은 나무봉으로 세게 1분 동안 근육 푸는 마사지를 해 준다.

용천

50 냉증 ②

몸이 차갑고 다리가 부었을 때

1 욕조 안에서 다리를 앞으로 편 채 발목을
한자로 팔(八)자가 되게 한다.

2 그 상태에서 무릎부터 아래를 상하로(수영에
서 하는 발모양처럼) 움직인다.

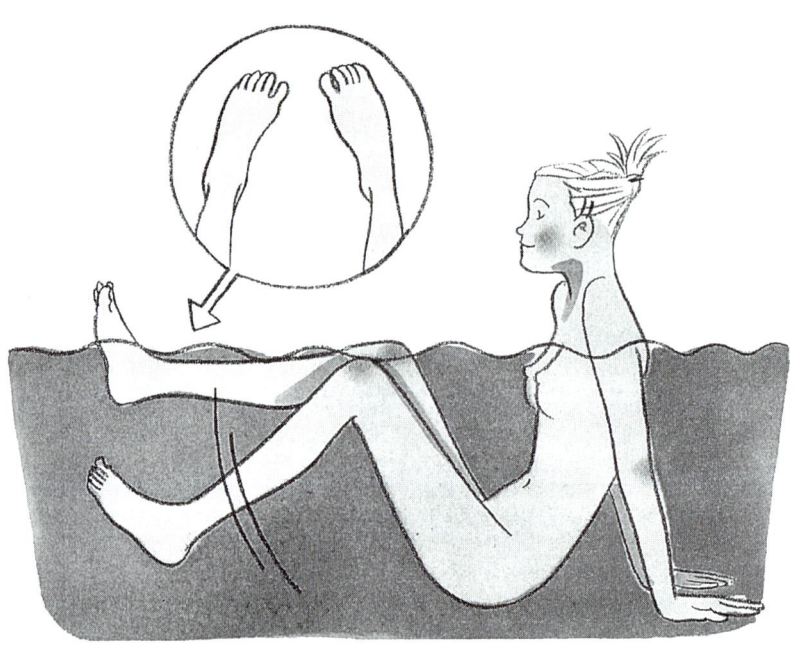

③ 10번 반복한다. → 다리를 벽이나 욕조 가장자리에 올려놓고 쉰다. → 다시 10번 반복한다. → 힘을 빼고 쉰다. 이와 같은 순서로 반복한다.

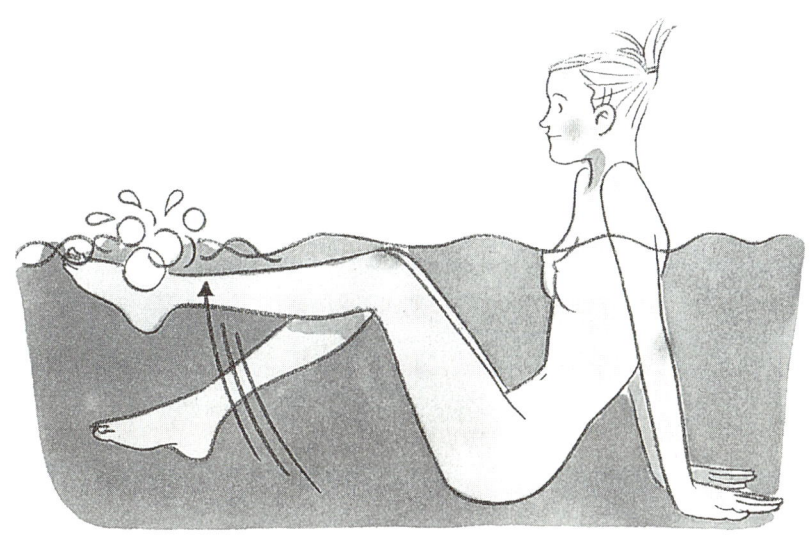

* 발등으로 물을 천천히 밀어 올린다고 생각하며 반복한다. 수면에 물의 파장이 조용히 넓게 퍼져 가야 한다.

 눈의 피로 ①

컴퓨터 등으로 눈이 혹사되었을 때

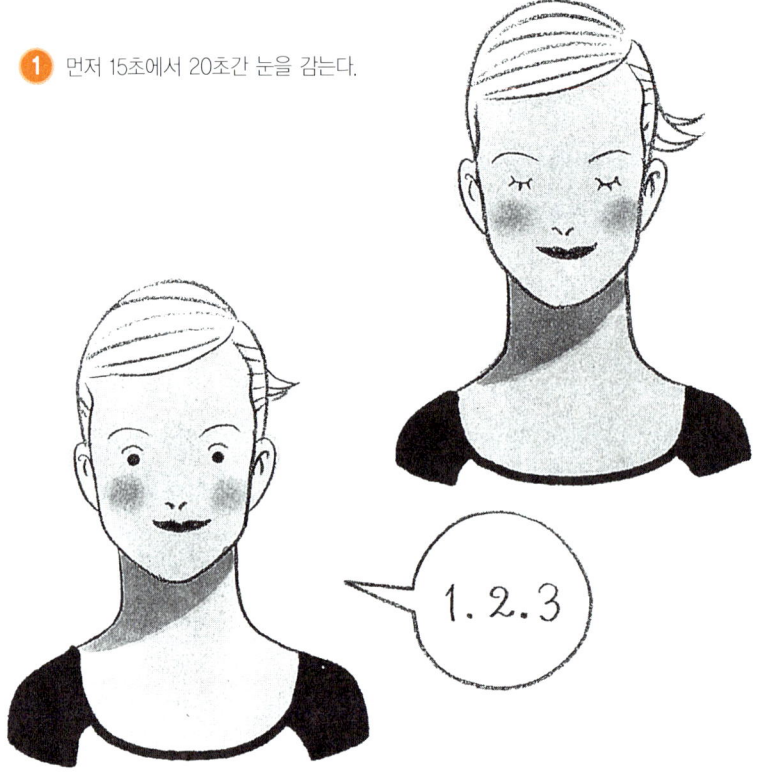

① 먼저 15초에서 20초간 눈을 감는다.

② 3초 동안 눈을 가능한 한 크게 뜬다.

❸ 안구를 상 → 하 → 좌 → 우의 순서로 2초씩
움직여 준다.

❹ 그 다음에는 자기 마음대로 안구를 움직여 준다.

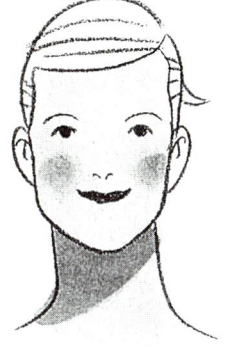

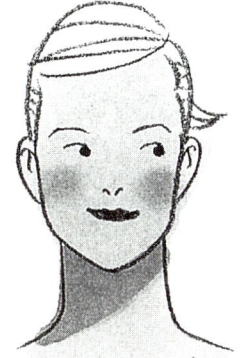

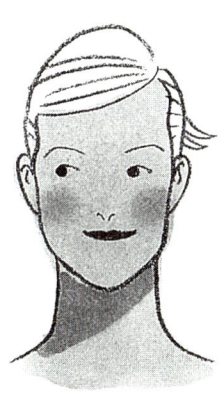

52 눈의 피로 ②

눈이 피로하고 아플 때

① 숟가락 뒤를 눈에 갖다 댄다.

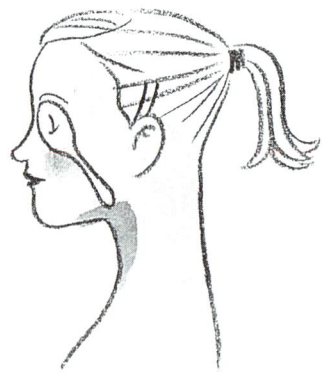

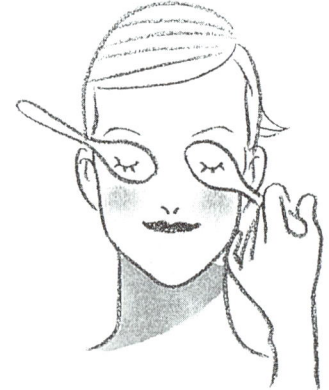

② 기분 좋게 느껴지는 세기로 천천히 누른다.

③ 마지막으로 관자놀이에 숟가락을 대고 천천히 꼭 눌러 준다.

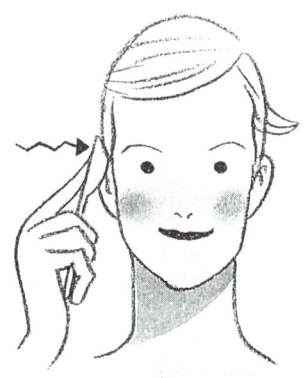

53 변비 ①

변이 나올 것 같으면서 좀처럼 안 나올 때

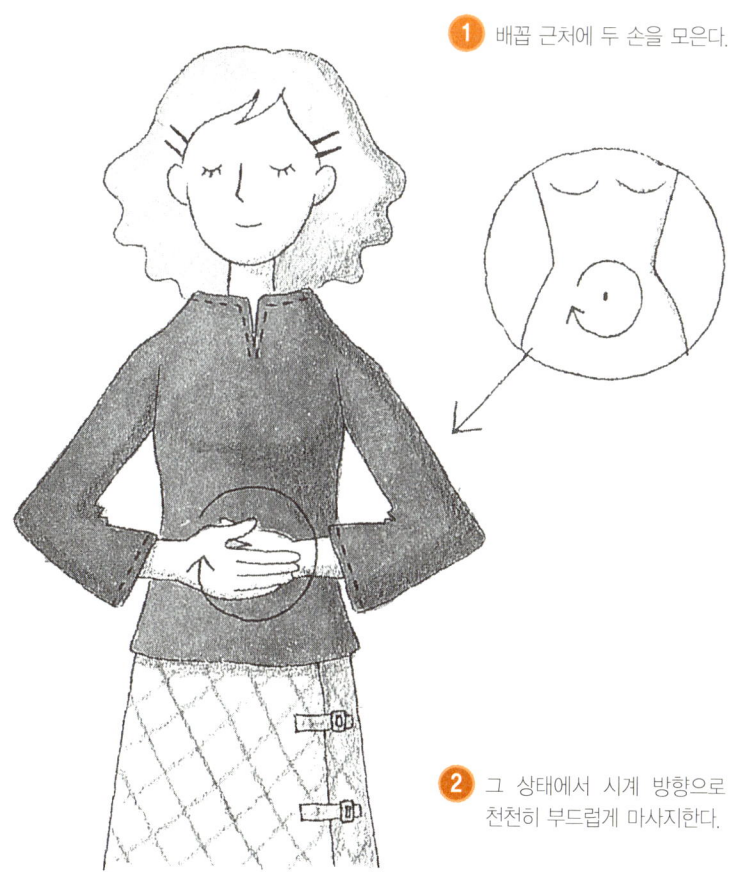

① 배꼽 근처에 두 손을 모은다.

② 그 상태에서 시계 방향으로 천천히 부드럽게 마사지한다.

54 변비 ②

습관화된 심각한 변비일 때

① 손바닥에서 새끼손가락 끝의 동맥을 느낄 수 있는 자극점인 '신문'을 주무른다.

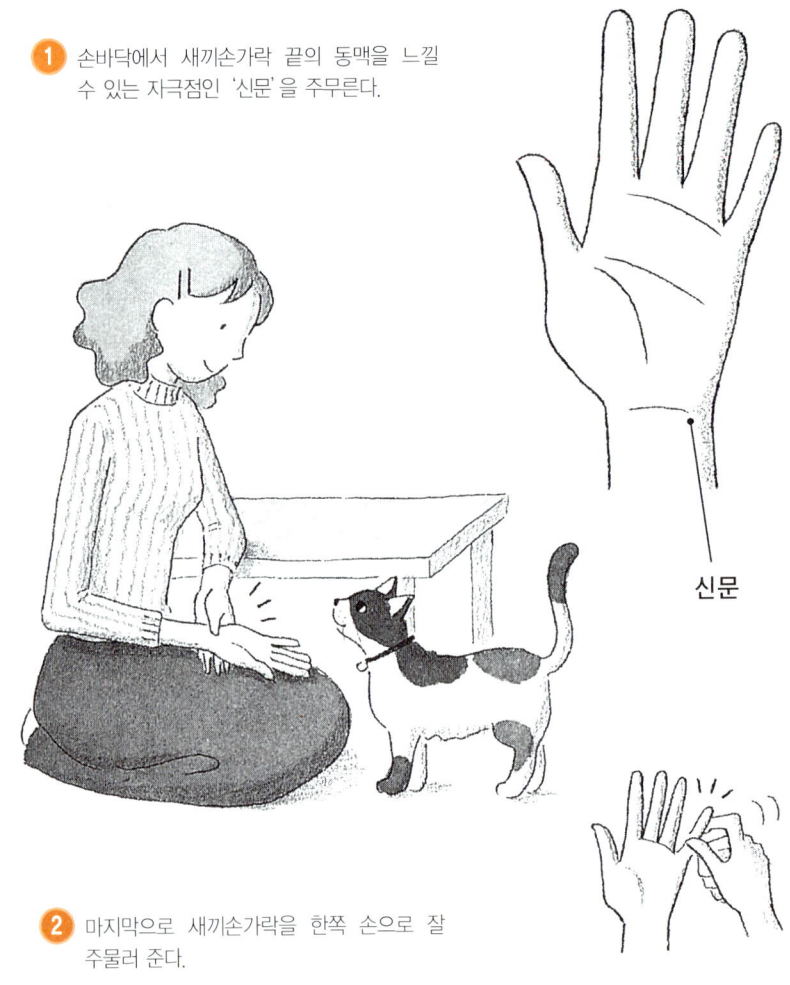

신문

② 마지막으로 새끼손가락을 한쪽 손으로 잘 주물러 준다.

55 생리통 ①

허리가 뻐근하고 무거울 때

1. 바닥에 앉아서 양 발바닥을 서로 맞춘다. 발뒤꿈치를 가능한 한 자기 앞으로 잡아당기고 무릎을 손으로 누른다. 10초 동안 계속 눌러 준다.

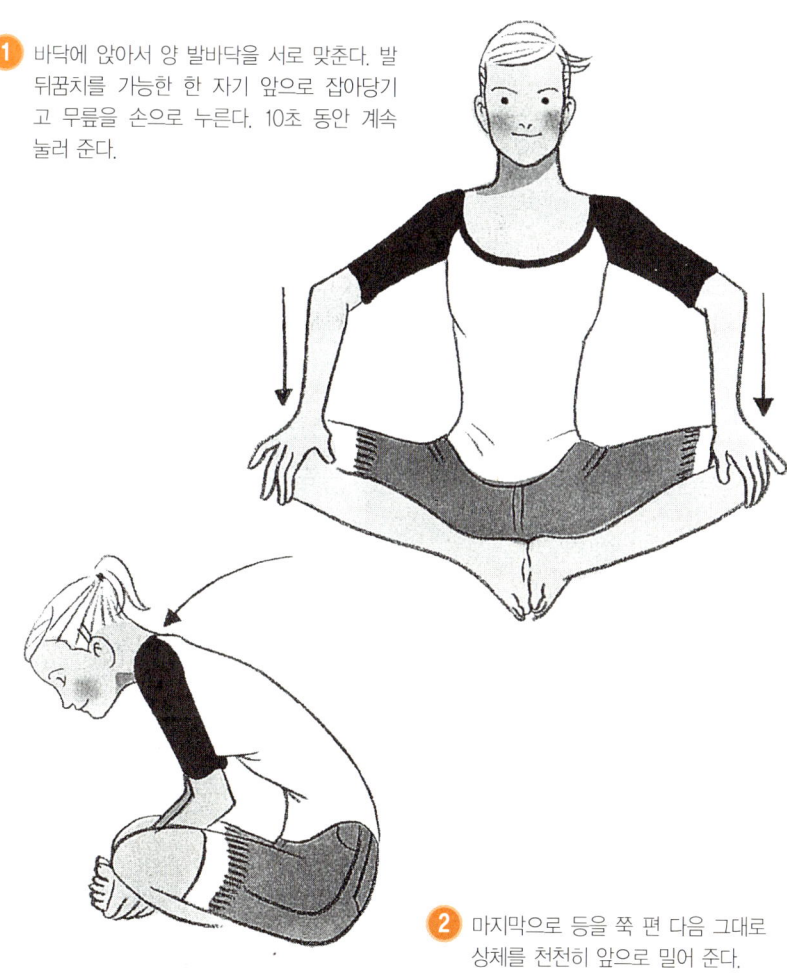

2. 마지막으로 등을 쭉 편 다음 그대로 상체를 천천히 앞으로 밀어 준다.

56 생리통 ②

온 몸이 나른하고 의욕이 없을 때

① 500ml 짜리 페트병을 두 손에 쥔다(손으로 잡기 쉽고 약간 무게가 있는 것이라면 뭐든지 OK).

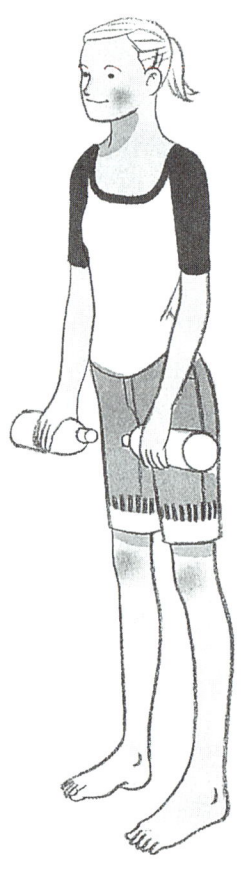

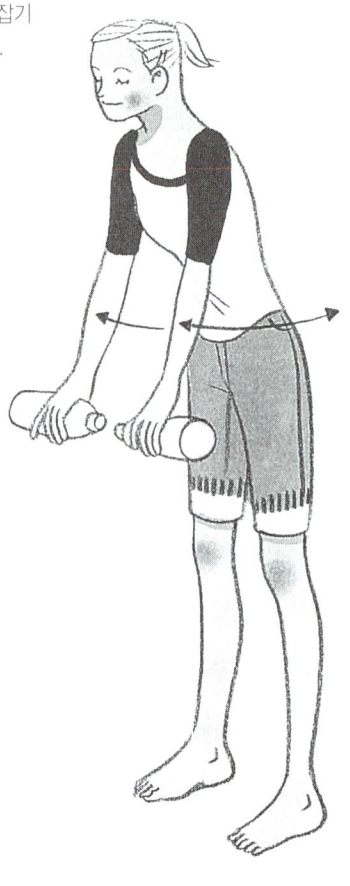

② 다리를 어깨보다 약간 좁게 벌리고 앞으로 기울인 상태에서 두 팔을 전후 좌우로 흔든다.

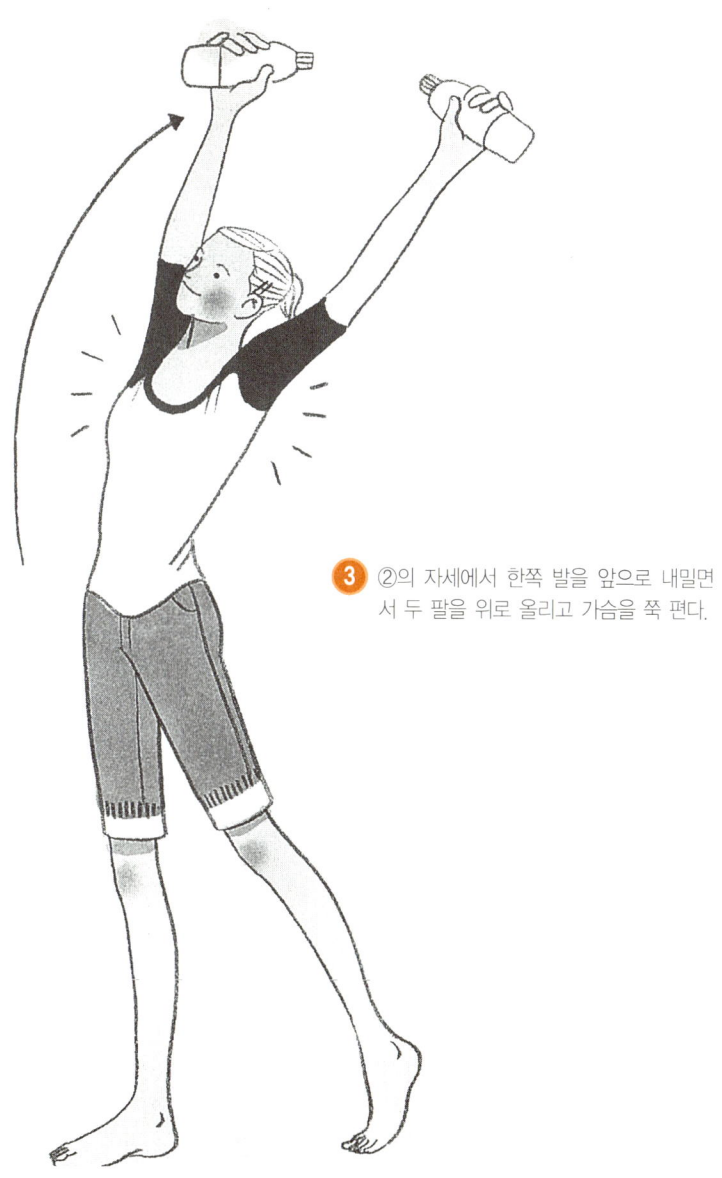

❸ ②의 자세에서 한쪽 발을 앞으로 내밀면서 두 팔을 위로 올리고 가슴을 쭉 편다.

57 감 기

감기에 걸린 것 같을 때

---

① 목욕하고 나서 몸의 물기를 잘 닦아 준다.

② 목에 마른 타월을 감아 준다.

③ 그리고 나서 잔다.

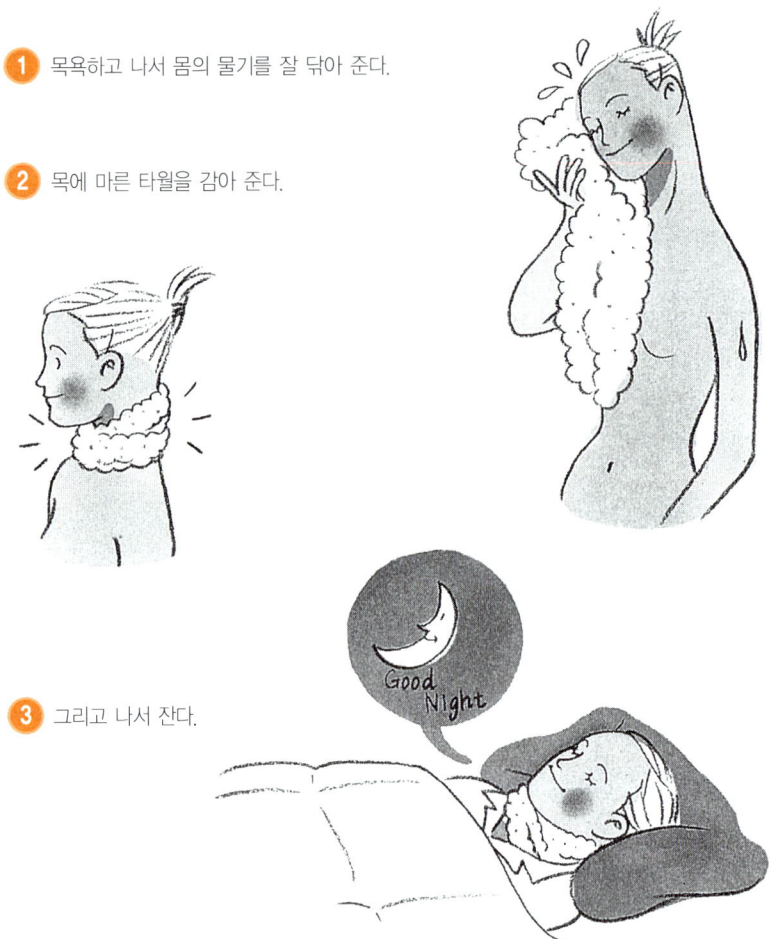

58 충 치

충치인 것 같을 때

손등에서 엄지손가락과 검지손가락 사이에 있는 '합곡' 주변을 눌렀을 때 심하게 고통을 느끼는 부분을 중점적으로 주무른다.

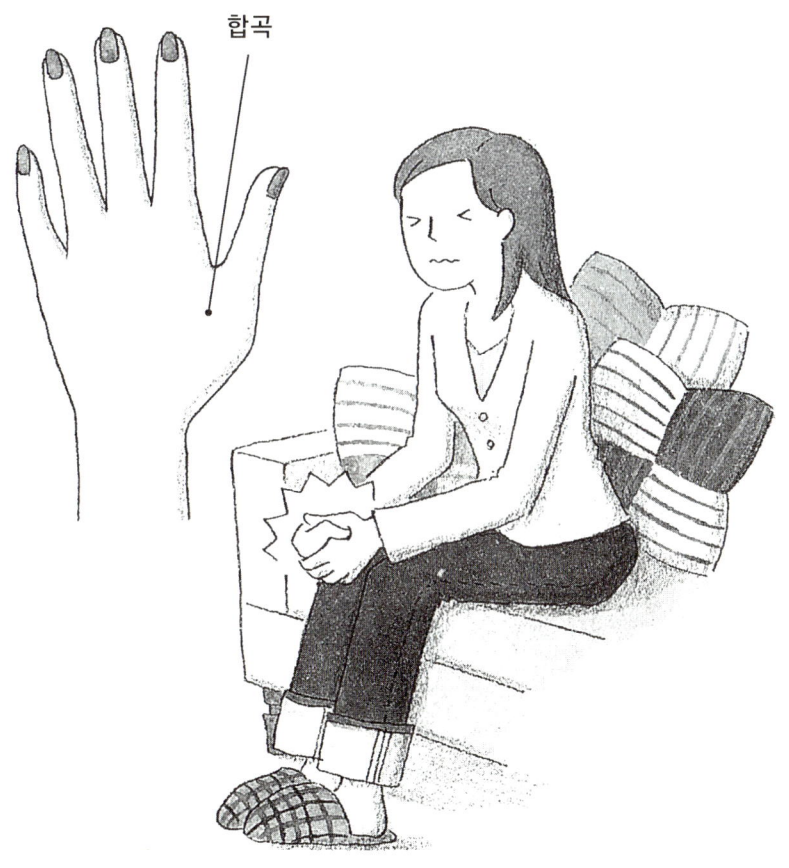

59 숙 취

술 마신 다음날 두통과 구토가 날 때

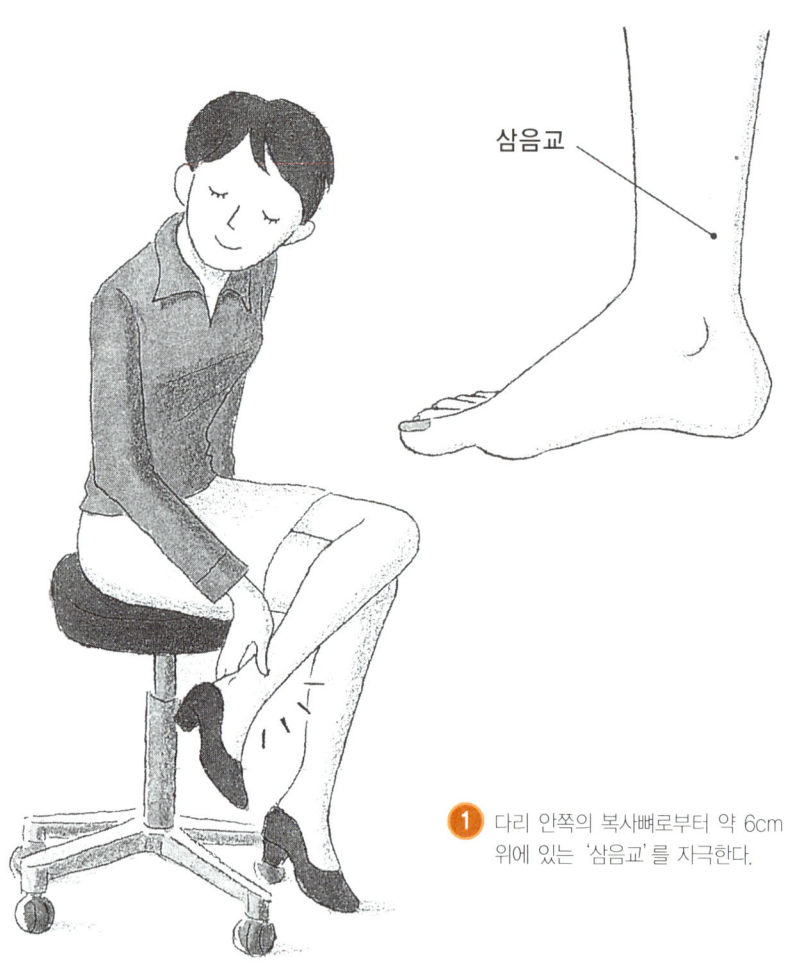

① 다리 안쪽의 복사뼈로부터 약 6cm 위에 있는 '삼음교'를 자극한다.

❷ 발가락을 굽혔을 때 움푹 들어가는
부분인 '용천'을 자극한다.

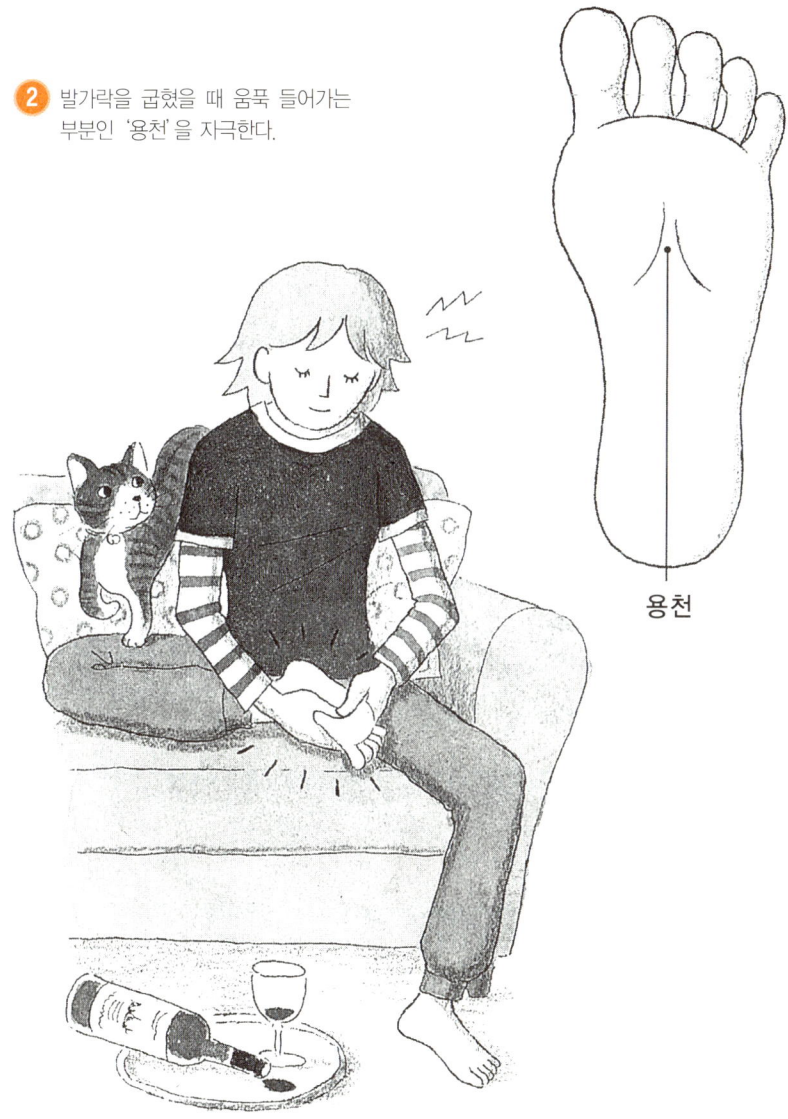

용천

60 손이 저림

손이 저려서 물건을 집을 수 없을 때

1 오른손의 손가락 사이사이를 왼손의 엄지손가락과 검지손가락으로 잡고 힘을 주면서 자극한다. 3초에서 5초 간격으로 한다. 오른손이 끝나면 왼손도 똑같이 한다.

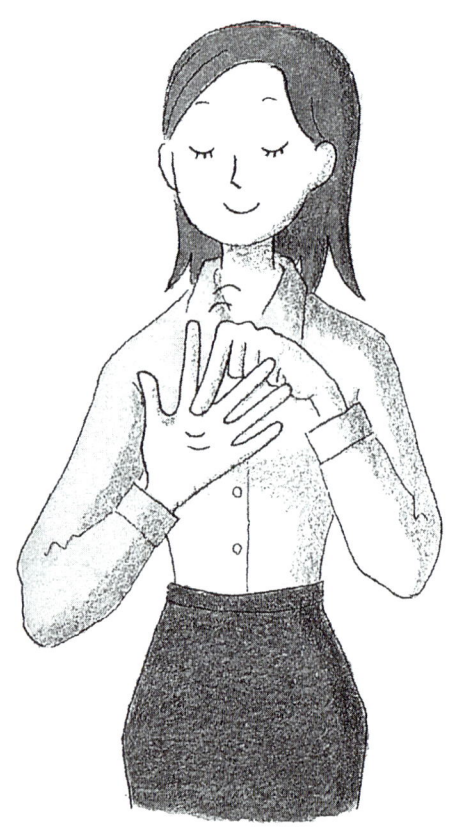

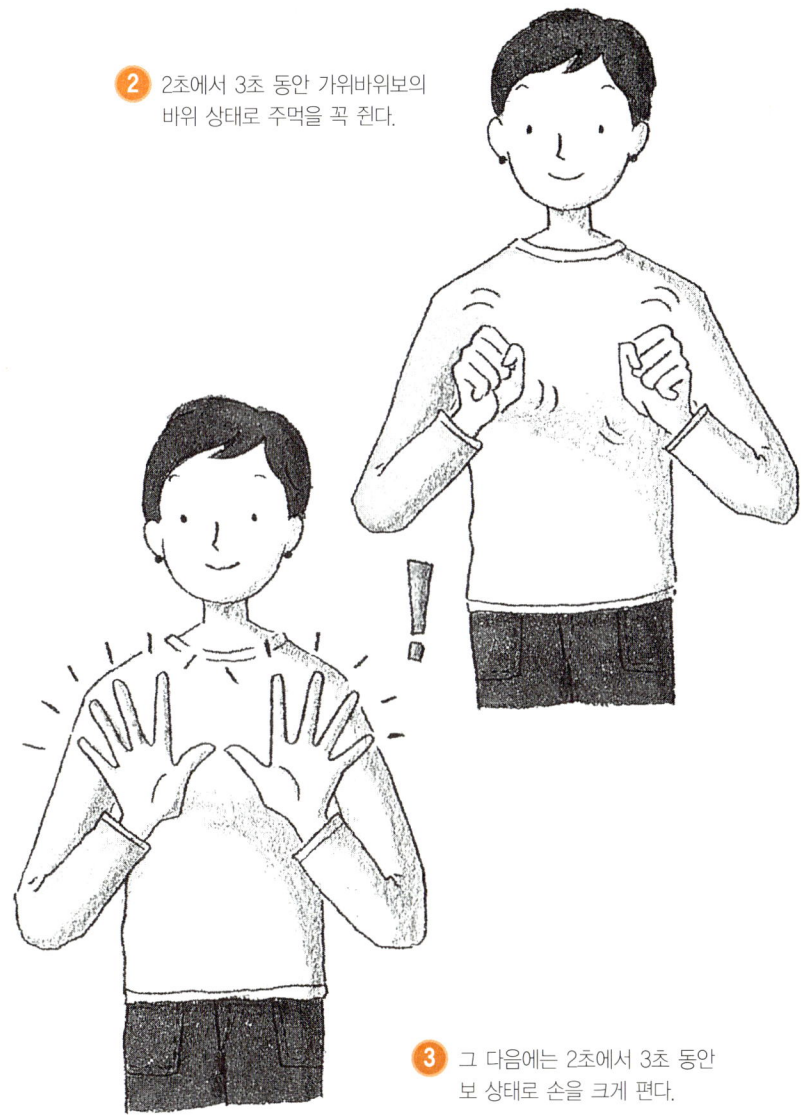

❷ 2초에서 3초 동안 가위바위보의 바위 상태로 주먹을 꼭 쥔다.

❸ 그 다음에는 2초에서 3초 동안 보 상태로 손을 크게 편다.

61 위의 거북함

위가 거북하고 메스꺼울 때

1. 적신 타월을 전자레인지에 데운 다음 비닐봉지에 담는다.

2. 비닐봉지를 배 위에 올려놓고 한참동안 누워서 쉰다.

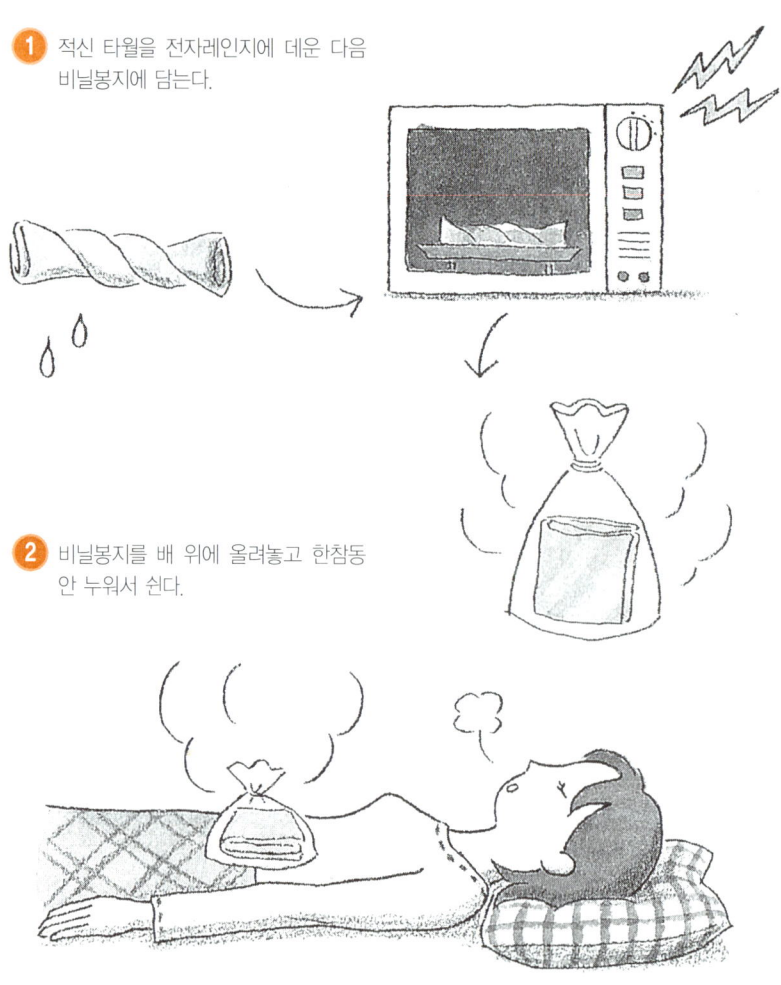

62 발가락 기형

신발은 신을 수 있지만 압박하면 아플 때

① 엄지발가락과 두 번째 발가락 사이를 두 발가락의 뼈를 따라 마사지한다.

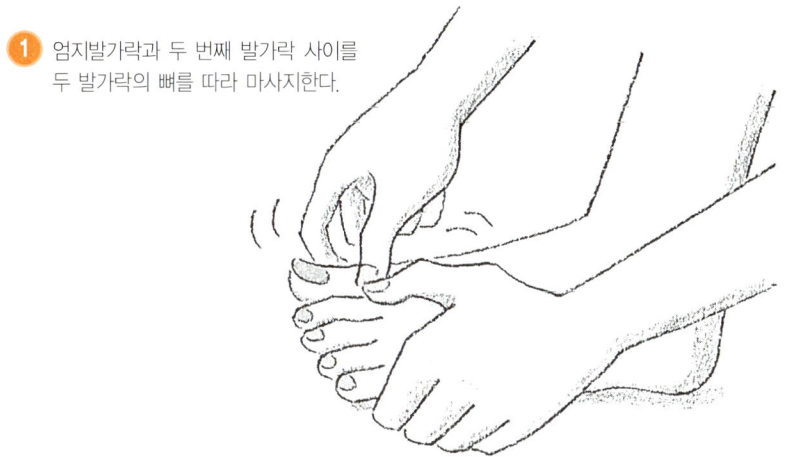

② 엄지발가락을 비스듬하게 위로 잡아 당긴다.

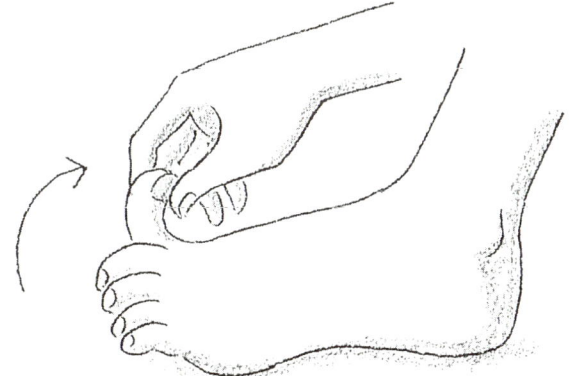

③ ①과 ②를 3회에서 5회 정도 반복한다.

63 불면증

밤에 좀처럼 잠이 오지 않을 때

① 손바닥 중앙의 패인 부분에 있는 '노궁'을 찾는다.

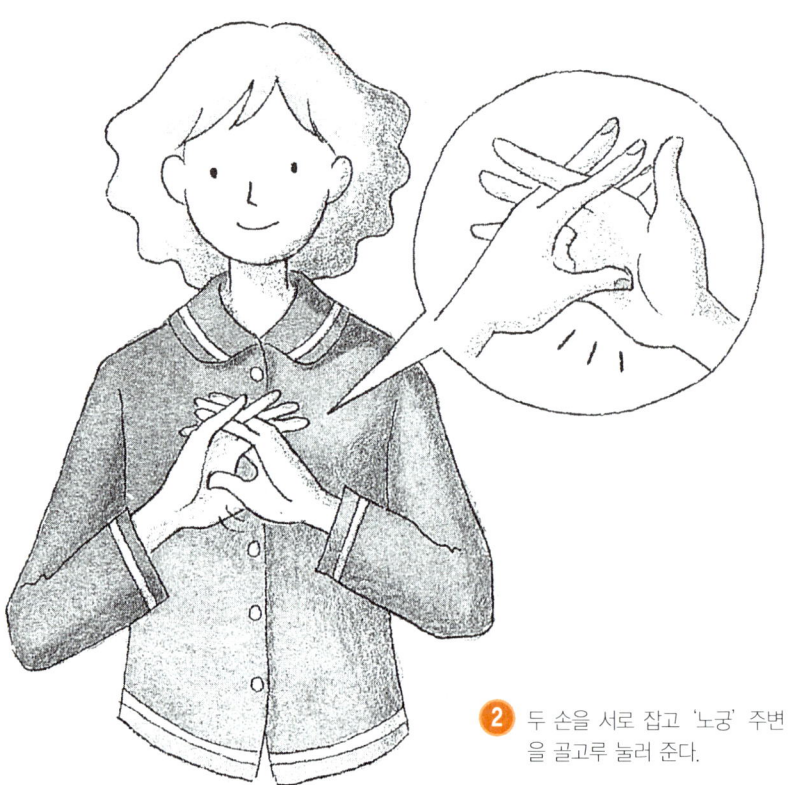

② 두 손을 서로 잡고 '노궁' 주변을 골고루 눌러 준다.

❸ 밤에 이불 속에 들어가서 한쪽 손을 4분에서 5분 정도 자극한 다음, 나머지 한쪽도 마찬가지로 해 주면 효과적이다.

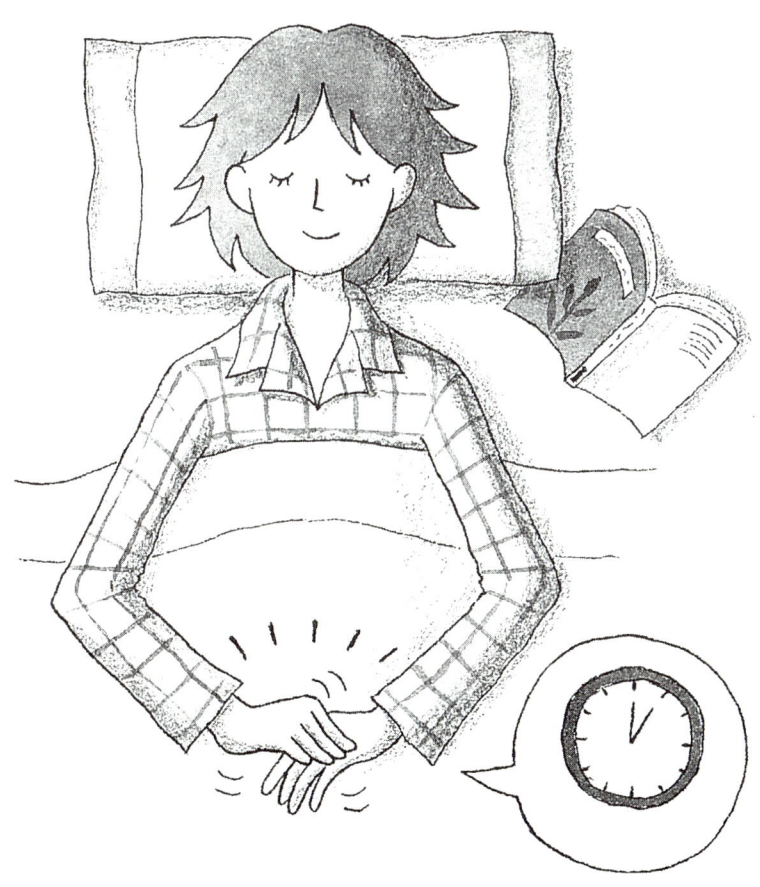

64 식욕 부진

별로 공복감을 느끼지 못할 때

손바닥에서 엄지손가락 아래 부분을 다른 손의 엄지손가락으로 문지른다.

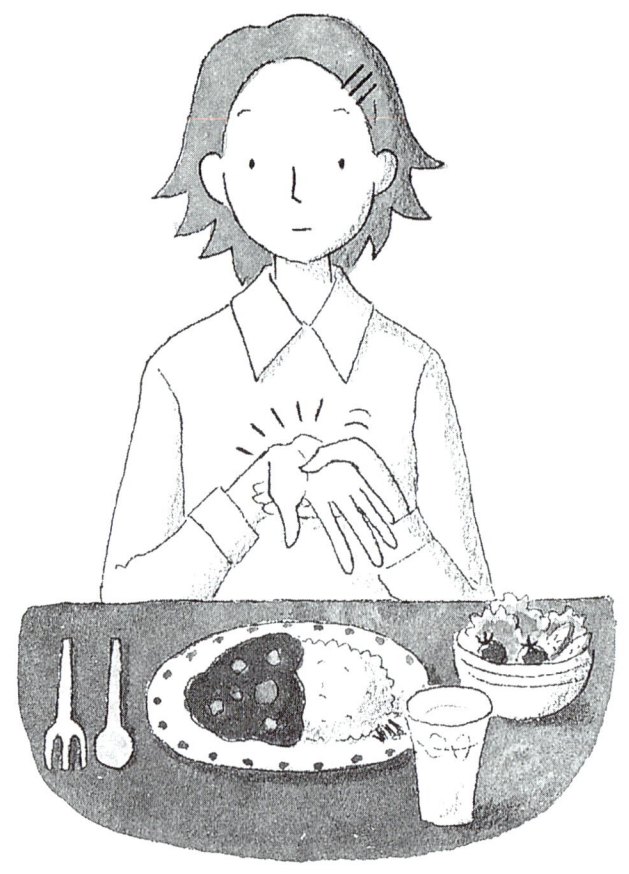

* 손바닥 위에서 골프공을 굴리는 방법도 아주 간단하면서 효과적이다.

65 염 좌

가볍게 발목을 삐었을 때

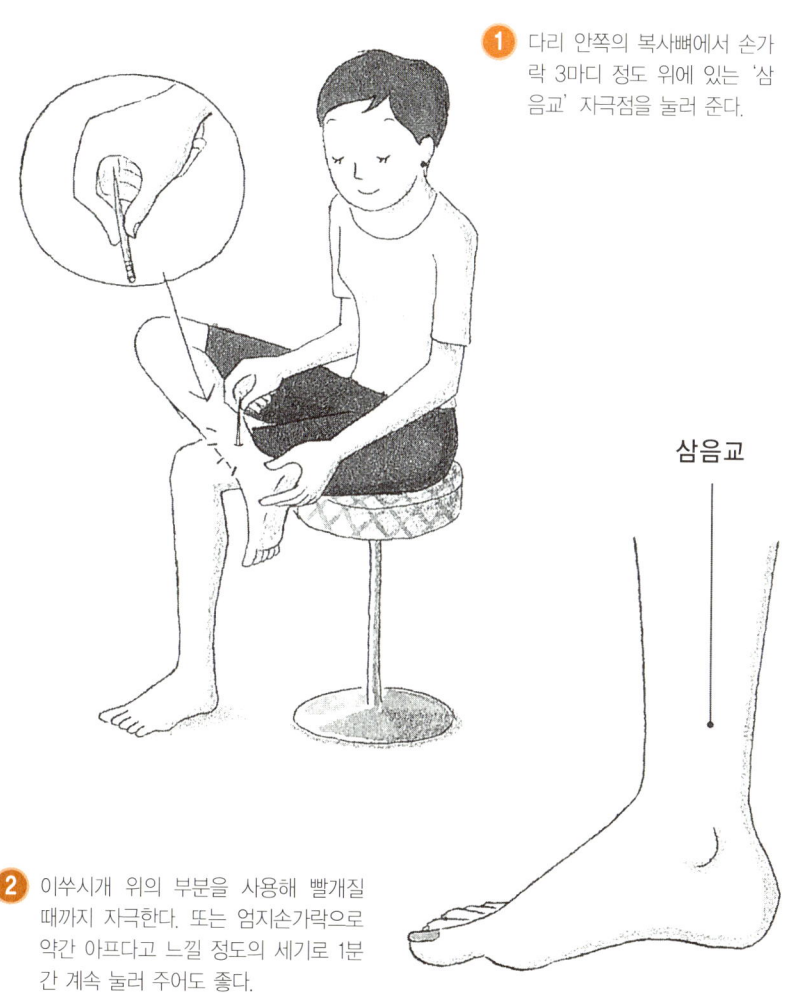

① 다리 안쪽의 복사뼈에서 손가락 3마디 정도 위에 있는 '삼음교' 자극점을 눌러 준다.

삼음교

② 이쑤시개 위의 부분을 사용해 빨개질 때까지 자극한다. 또는 엄지손가락으로 약간 아프다고 느낄 정도의 세기로 1분 간 계속 눌러 주어도 좋다.

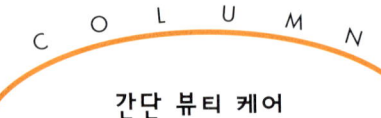

간단 뷰티 케어

66

눈이 처지는 것을 막아 눈가를 탱탱하게!

해가 거듭될수록 중력을 거스를 수 없는 눈의 처짐. 탱탱하던 눈가가 어느덧 처져 있는 것을 발견한 적 없으세요? '눈은 마음의 창'이라는 말이 있듯이 표정을 풍요롭게 하는 가장 중요한 포인트가 바로 '눈'입니다. 간단 마사지로 눈가의 탱탱함을 회복하지 않겠어요?

❶ 눈 꼬리에서 눈 중앙으로 눈 주위를 그린 다음, 눈 꼬리 위까지 부드럽게 그려 나간다.

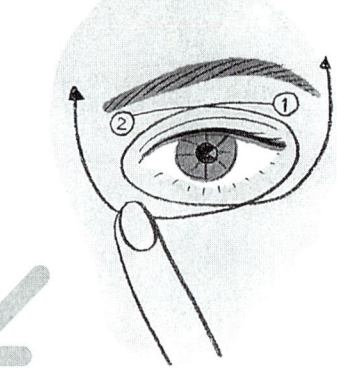

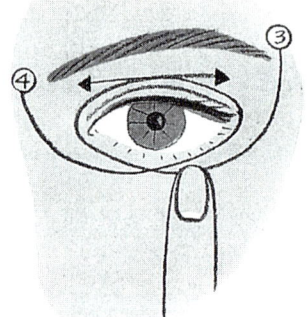

❷ 눈 앞머리에서 눈 중앙으로 눈 주위를 그린 다음, 눈 앞머리 위까지 부드럽게 그려 나간다.

* 평소에 사용하는 화장품(아이 크림이라면 더 좋다)을 사용하면 더 효과를 볼 수 있다.

Chapter

4

직업별 1분 건강법

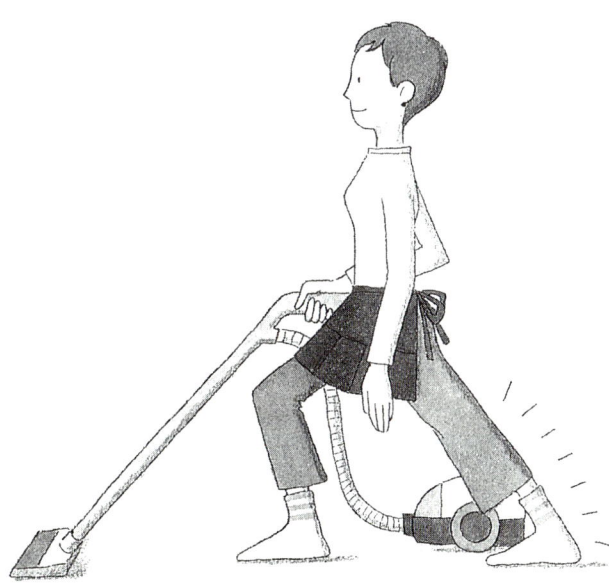

> 집안일은 의외로 중노동
> # 가사 노동으로 지친 사람에게

일벌레 주부들에게 희소식입니다! 매일 집안일하느라 피곤하시죠? 어깨 결림이나 요통은 기본이고, 팔과 다리가 뻐근해지고 무겁게 느껴진 적 없으세요? 그럴 때에도 이 1분 건강법을 권합니다. 일상적으로 느끼는 사소한 고통이나 불쾌감 같은 것들은 자극점을 눌러 주면 순식간에 해소됩니다. "시원해진다는 게 이렇게 간단한 거구나." 하고 아마 감탄할 것입니다. "정말? 그렇게 간단하게 시원해진다는 거야?"라고 의문을 갖는 분이 있다면 먼저 해 보라고 말하고 싶습니다.

시간도 장소도 수고도 필요 없는, 말 그대로 '기분이 좋아지는 비법'만을 모았습니다. 가사 틈틈이 비는 시간을 유용하게 쓰고 싶지 않으세요?

"일부러 뭔가를 하기 위해서 시간을 내는 것은 귀찮고, 그런 시간을 낼 여유도 없어요."라는 주부 여러분에게 안성맞춤인 1분 건강법, 꼭 한번 해 보세요.

67 빨래한 후 팔과 등이 뻐근할 때

옷걸이 스트레칭

---

1 옷걸이를 두 손에 쥐고 머리 위에서 좌우로 당긴다. 5번 정도 반복한다.

2 다음에는 옷걸이를 등쪽에서 오른쪽 위와 왼쪽 밑으로 잡고 서로 잡아당긴다. 5번 한 다음 반대로 잡고 같은 방법으로 해 준다.

68 상반신 긴장 풀기

옆구리 스트레칭

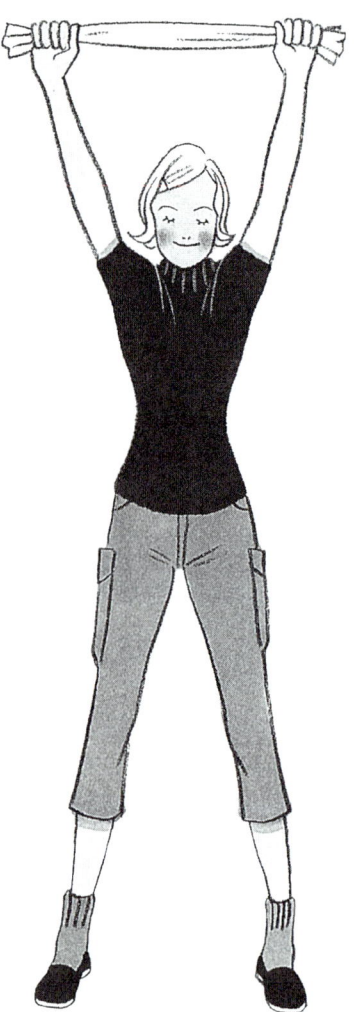

1 타월을 2~4번 접어서 양끝을 두 손으로 쥔다.

2 기본 포즈
등을 쭉 펴고 다리를 어깨만큼 벌린 후 두 팔을 머리 위로 가져간다.

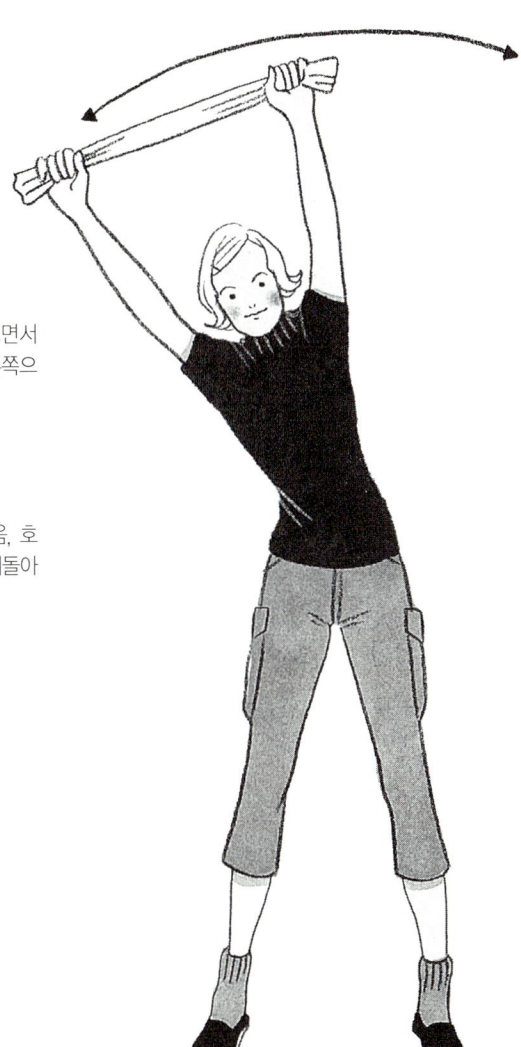

③ 기본 포즈에서 숨을 내뱉으면서 조금씩 천천히 상반신을 오른쪽으로 구부린다.

④ 아프지 않을 만큼 구부린 다음, 호흡을 하면서 기본 포즈로 되돌아온다.

69 위팔과 어깨가 결릴 때 긴장 풀기

다리미를 사용해서 어깨 결림 해소

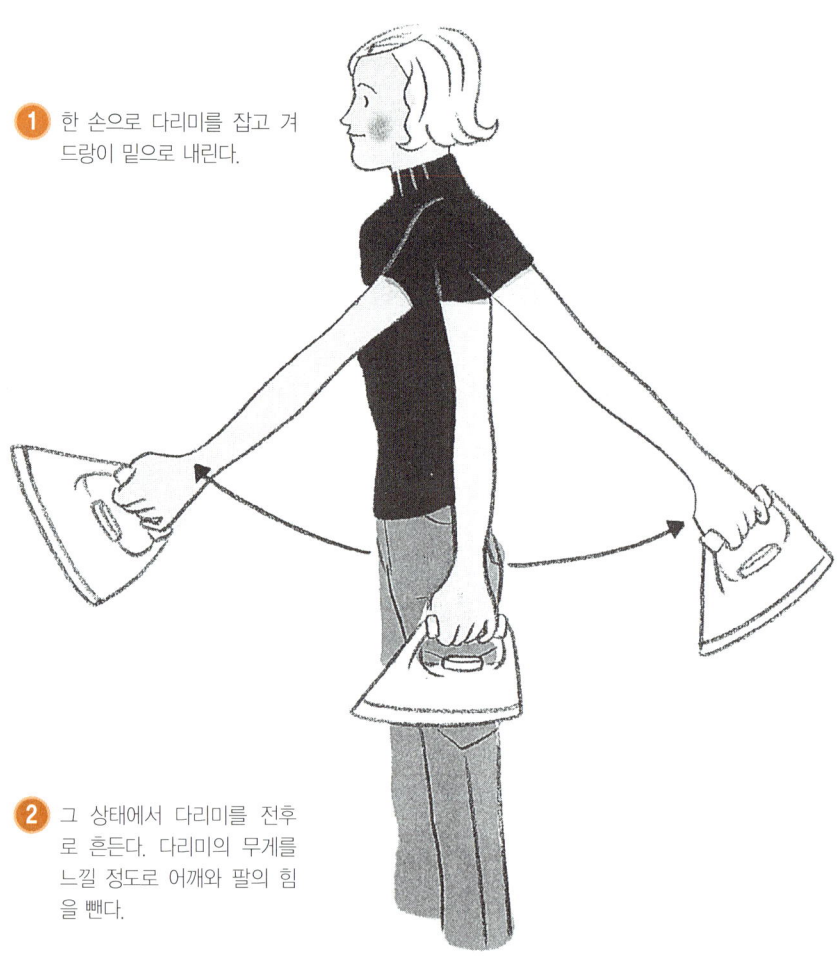

① 한 손으로 다리미를 잡고 겨드랑이 밑으로 내린다.

② 그 상태에서 다리미를 전후로 흔든다. 다리미의 무게를 느낄 정도로 어깨와 팔의 힘을 뺀다.

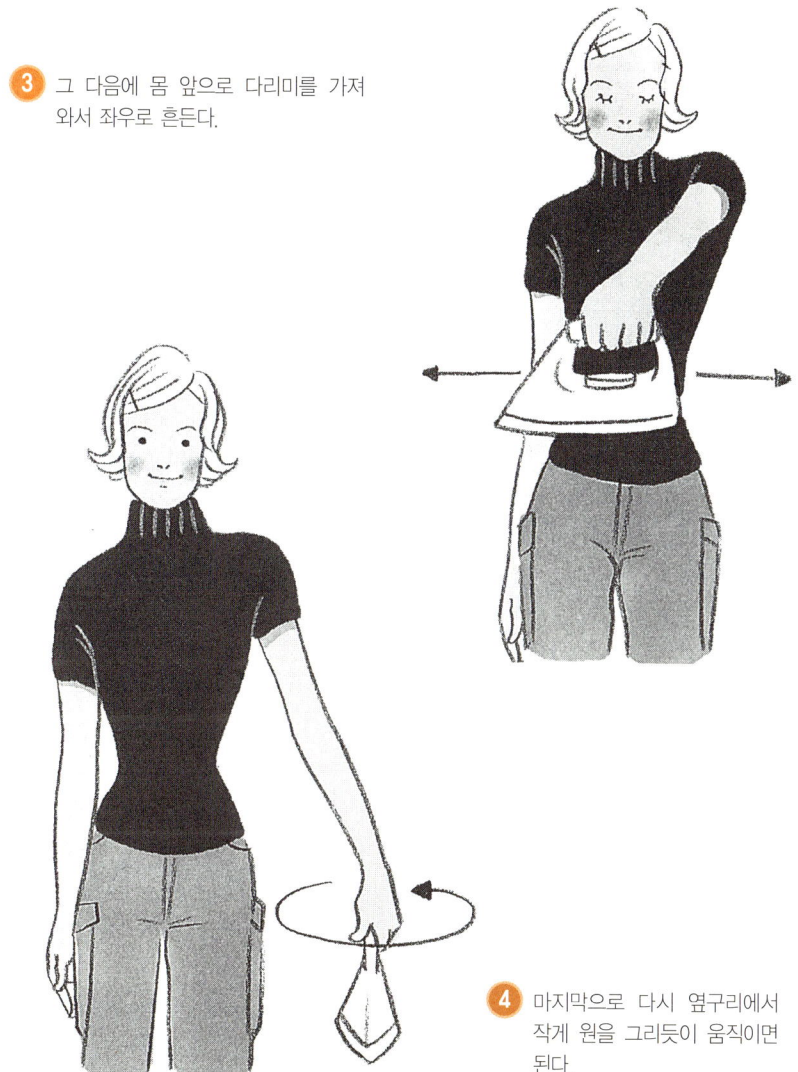

③ 그 다음에 몸 앞으로 다리미를 가져와서 좌우로 흔든다.

④ 마지막으로 다시 옆구리에서 작게 원을 그리듯이 움직이면 된다.

70

굽혀지기 쉬운 등을 똑바로!

타월 스트레칭

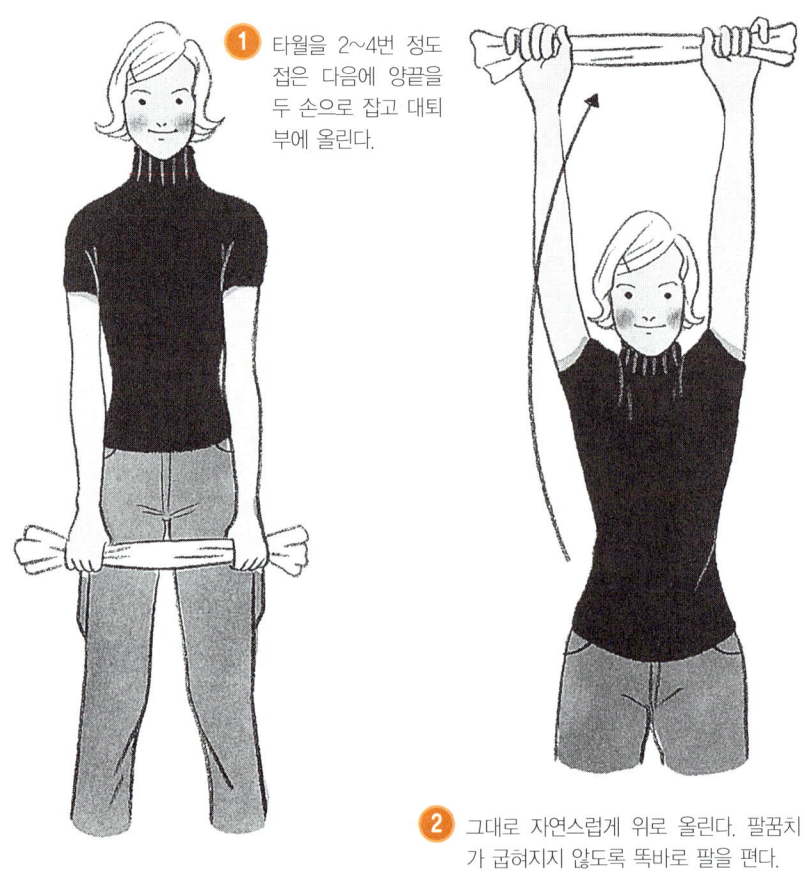

① 타월을 2~4번 정도 접은 다음에 양끝을 두 손으로 잡고 대퇴부에 올린다.

② 그대로 자연스럽게 위로 올린다. 팔꿈치가 굽혀지지 않도록 똑바로 팔을 편다.

* 빨래하고 나서 운동한 다음 타월을 말리면 주름도 펴져서 일석이조이다.

71

세탁 중이나 청소 중에 간단히 할 수 있다!

단의 차이를 이용한 발바닥 마사지

① 대나무나 집안에 있는 턱을 이용해 발바닥을 마사지한다.

② 발을 움직이면서 자극을 줄 때 시원한 곳을 찾는다.

72 빨래를 갤 때

손목과 허리 스트레칭

① 무릎을 꿇고 앉아 몸을 앞으로 구부린다. 그리고 손목을 바닥에 댄다. 손목에 체중을 싣는다.

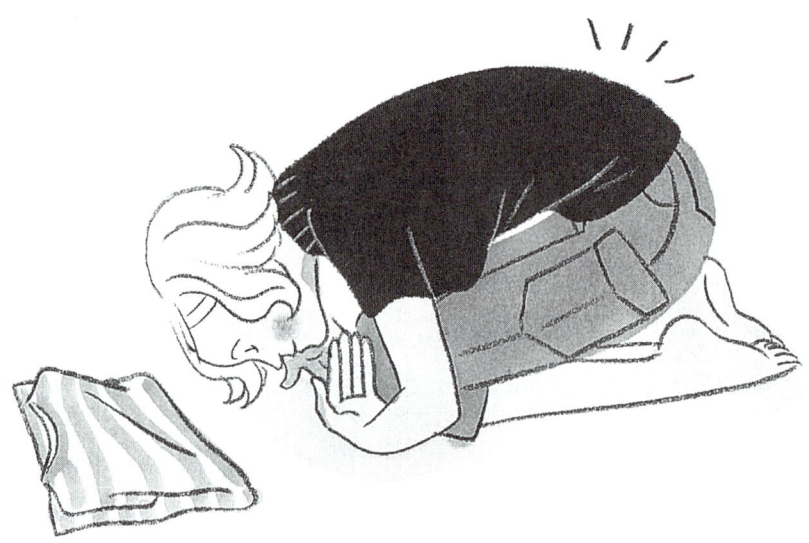

② 손가락을 하나하나씩 잡아당겨 준다.

73 청소하면서 붓기를 뺀다

장딴지 스트레칭

청소기를 돌리면서 앞으로 내민 발을 굽혀 뒷발의 뒤꿈치를 바닥에 댄 채 두 발에 체중을 가한다.

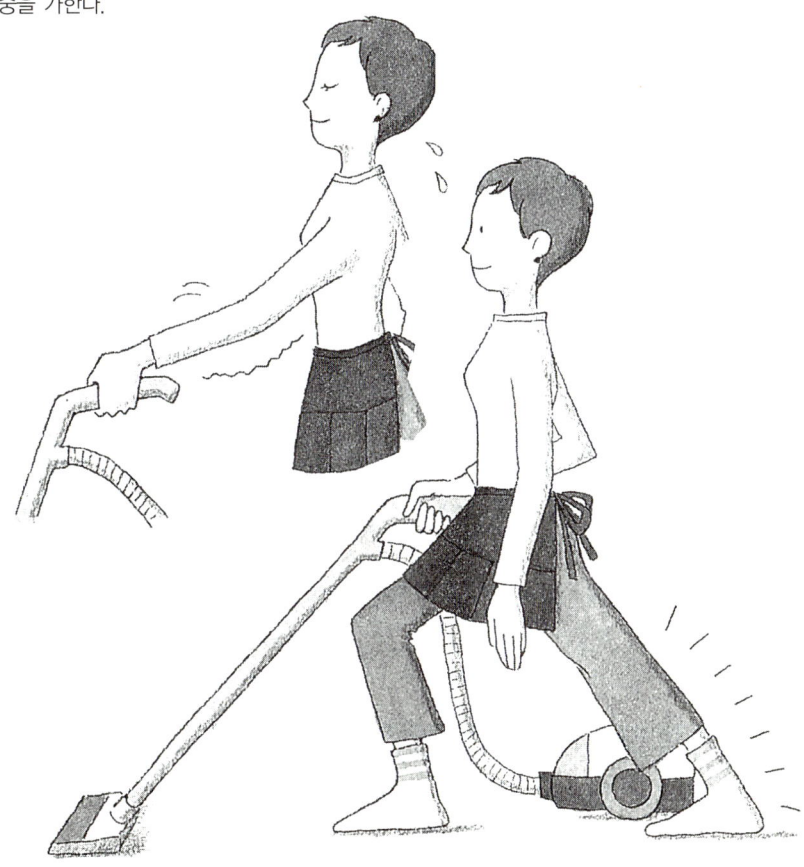

* 청소기를 사용할 때 가능한 한 팔만을 사용해서 멀리 움직이면 위팔의 스트레칭도 되어 좋다.

> *하루 종일 서 있는 것은 정말 힘들어요!*
> # 걷는 일이 많거나 서서 일하는 사람에게

이제부터는 각각 직업에 맞는 건강법을 소개합니다. 먼저 영업직이나 판매원처럼 서서 일을 하거나 걷는 일이 많은 분들에게 적합한 건강법입니다.

일의 특징상 허리와 다리 같은 하반신에 부담이 많이 가므로 피로를 느끼는 분들이 많습니다. 그럴 때는 다음에 소개하는 몇 가지 건강법을 휴식 시간이나 점심 시간을 이용하거나 일하는 틈틈이 해 보기를 권합니다. 또는 퇴근하고 돌아와 저녁 식사 후나 목욕하고 난 다음과 같이 긴장을 풀기 쉬운 상태일 때 해 주면 효과적입니다.

단 1분만에 놀랄 만한 효과를 실감하리라 장담합니다. 그 날의 피로는 그 날 풀어 주어 다음 날까지 가지 않도록 하는 것이 하루하루를 효율적으로 보내는 비결입니다.

어느 하나든 자기와 맞는 운동을 매일 습관화해서 건강하고 활력 넘치는 몸을 만들어 봅시다!

카운터에 늘 서 있는 판매원에게 안성맞춤

카운터에서 하는 하반신 스트레칭

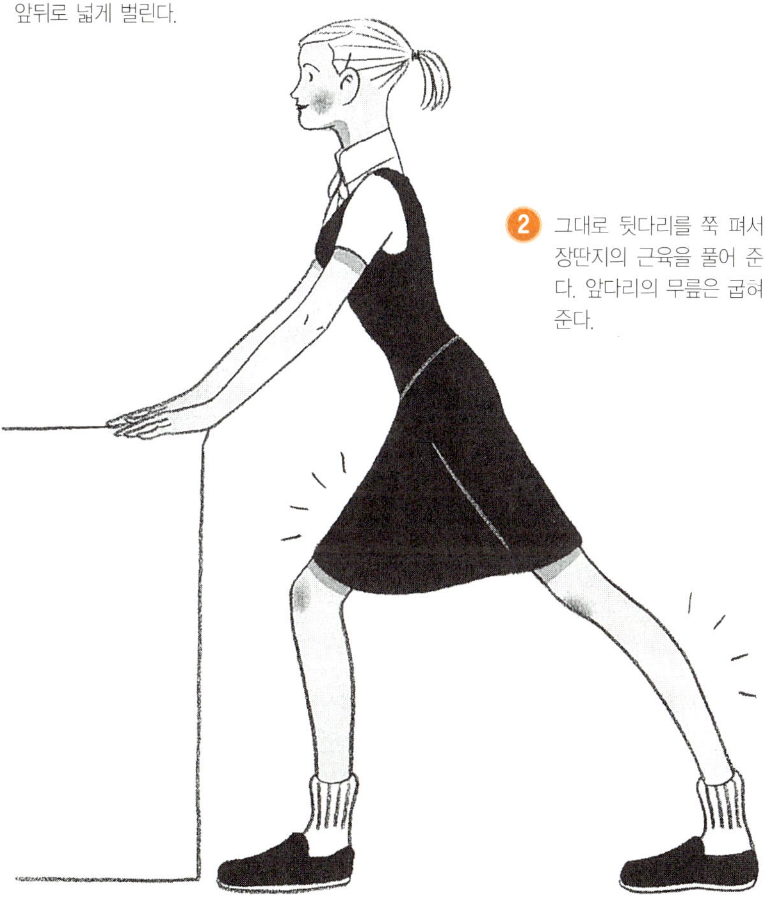

① 카운터에 손을 대고 다리를 앞뒤로 넓게 벌린다.

② 그대로 뒷다리를 쭉 펴서 장딴지의 근육을 풀어 준다. 앞다리의 무릎은 굽혀 준다.

75 휴식 시간 중 눈에 안 띄게 시도

대퇴부 스트레칭

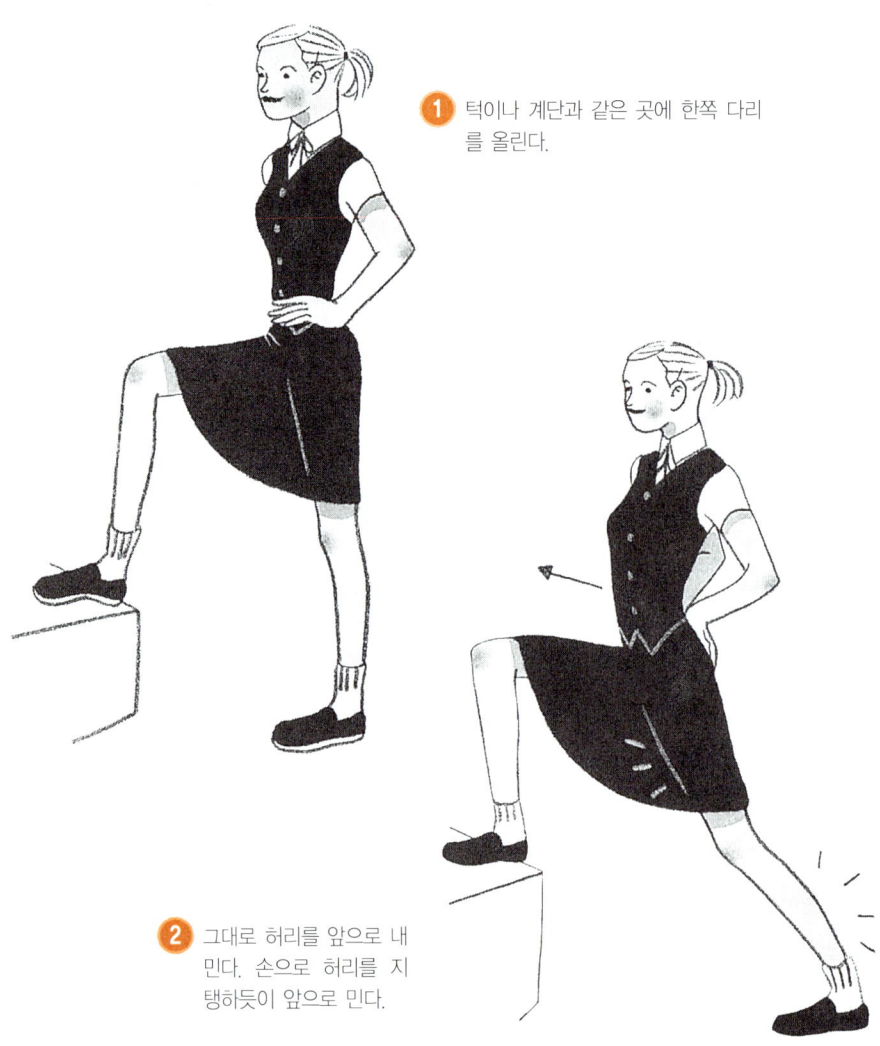

① 턱이나 계단과 같은 곳에 한쪽 다리를 올린다.

② 그대로 허리를 앞으로 내민다. 손으로 허리를 지탱하듯이 앞으로 민다.

76 방에서 쉬면서

발가락 체조

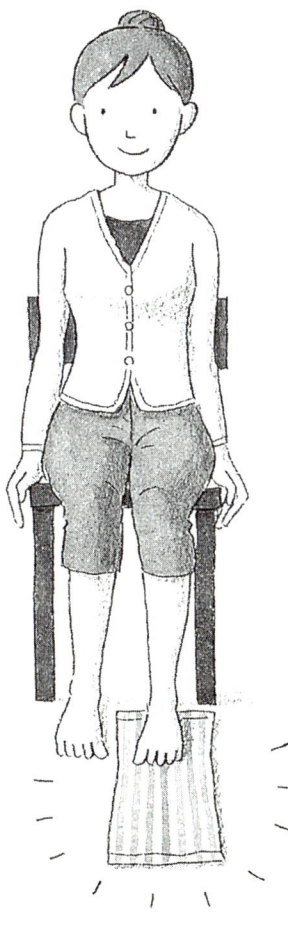

① 의자에 앉아 바닥에 길게 깔아놓은 타월 위에 한쪽 발을 올려놓는다.

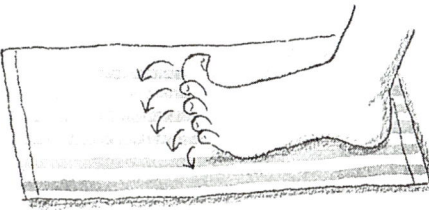

② 그대로 발가락과 발바닥으로 타월을 의자 쪽으로 끌어당긴다.

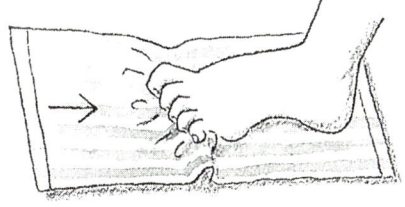

* 타월을 끌어당기면 당길수록 좋다.

77 자기 전에 이불 위에서 간편하게 할 수 있다!

발목 운동

① 다리를 쭉 뻗어서 앉는다.

② 발끝을 자기 쪽으로 당긴다.

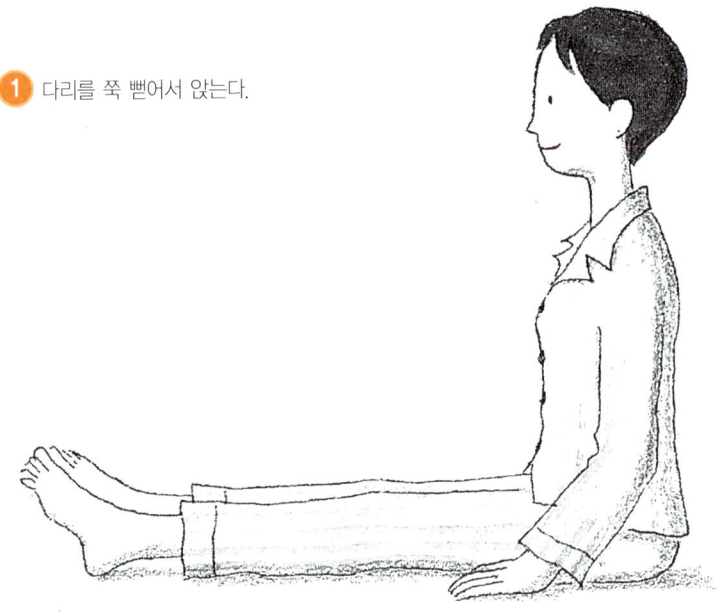

③ 발끝을 다시 반대편으로 뻗는다.

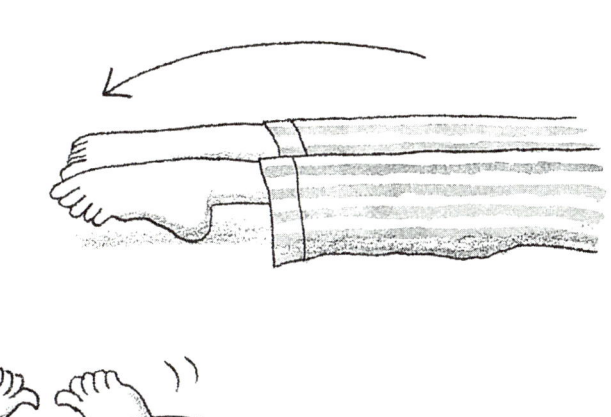

④ 발목을 5번 안쪽으로 돌린다. →
다시 바깥쪽으로 5번 돌린다.

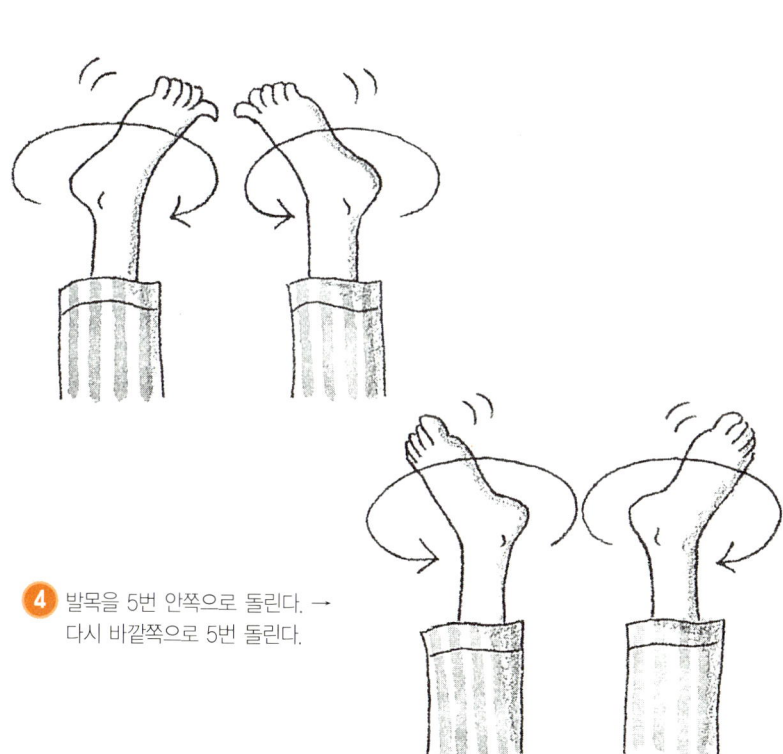

> 요통과 어깨 결림이여, 이제 안녕!
> # 주로 앉아서 일하는 사람에게

여기서는 일반 사무를 주로 보는 사람에게 권할 만한 긴장 완화법과 피로 해소법을 소개합니다. 일반 사무란 하루 종일 책상 앞에 앉아 서류 작성이나 컴퓨터 업무, 전화 응대와 같이 계속 앉아서 하는 일을 말합니다.

이런 분들은 허리나 어깨, 등 상반신을 중심으로 피로가 많이 누적되었을 것입니다. 컴퓨터와 늘 눈 씨름을 하는 분들은 눈이 피로하거나 머리가 아파지는 일이 종종 있지요?

몸에 제일 안 좋은 것이 무엇인지 아세요? 그것은 바로 똑같은 자세를 장시간 유지하는 것입니다. 그러니까 이런 일을 하는 분들에게 운동 부족은 피할 수 없는 숙명입니다. 그런 당신에게 권하고 싶은 1분 건강법을 이제 소개합니다.

계속 같은 말을 반복하지만 정말 1분만 있으면 그 자리에서 바로 시원함을 실감할 수 있습니다. 한번 해 보세요.

78 일하면서 남몰래 할 수 있다 ①

대퇴부와 장딴지 스트레칭

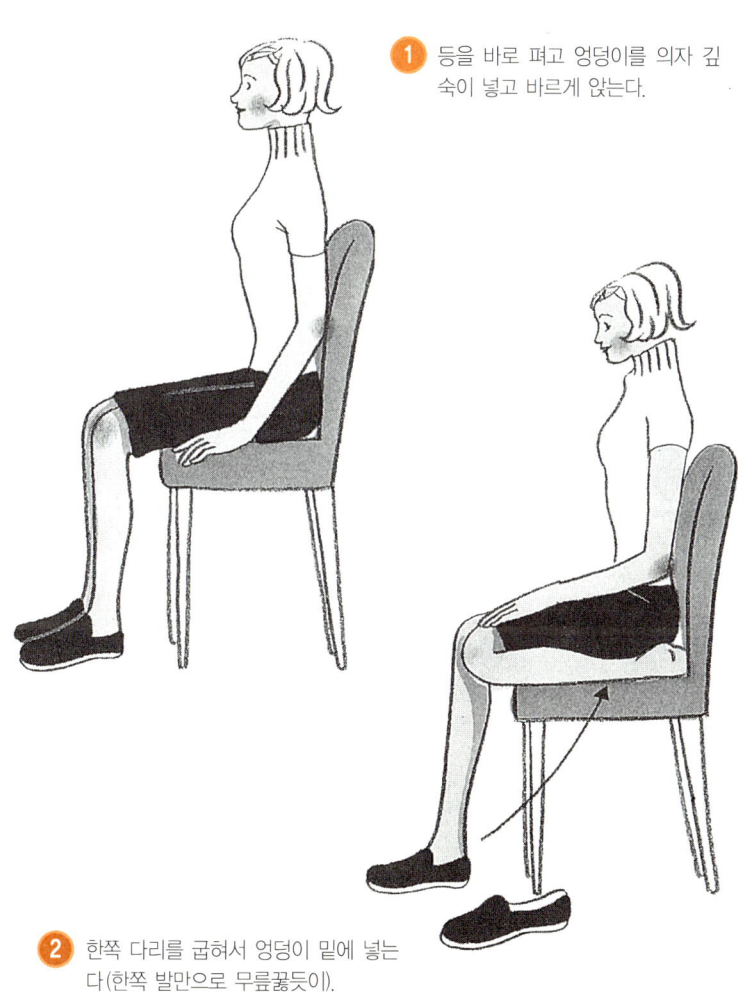

❶ 등을 바로 펴고 엉덩이를 의자 깊숙이 넣고 바르게 앉는다.

❷ 한쪽 다리를 굽혀서 엉덩이 밑에 넣는다(한쪽 발만으로 무릎꿇듯이).

79 일하면서 남몰래 할 수 있다 ②

손가락 체조

① 눈을 감고 손바닥을 위로 해서 무릎 위에 올려놓는다.

② 천천히 숫자를 세면서 엄지손가락부터 순서대로 꼽는다.

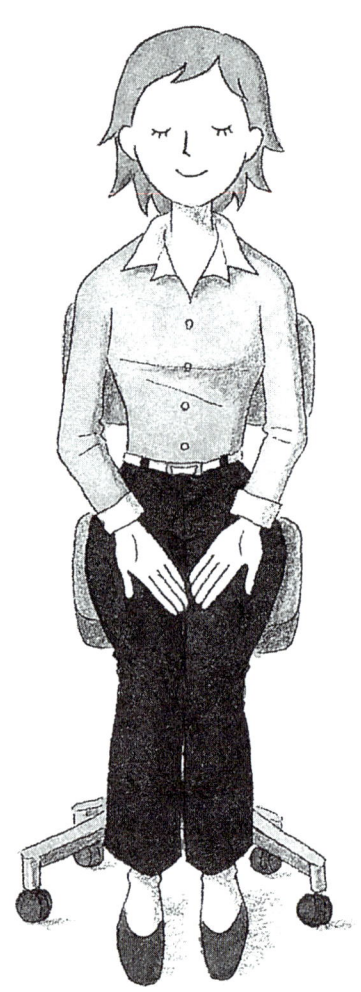

3 새끼손가락까지 센 다음에는 새끼손가락부터 손가락을 편다. 그 다음에 손바닥을 가능한 한 크게 펼친다.

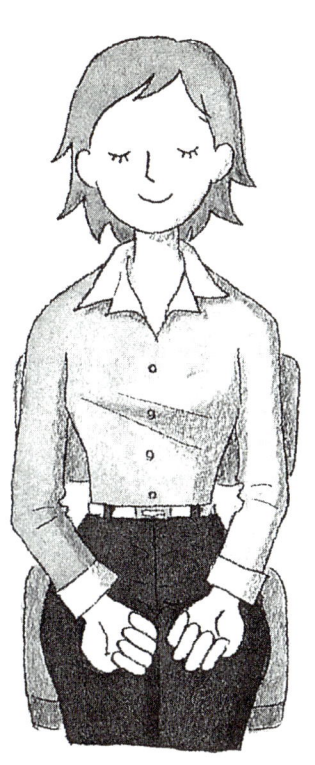

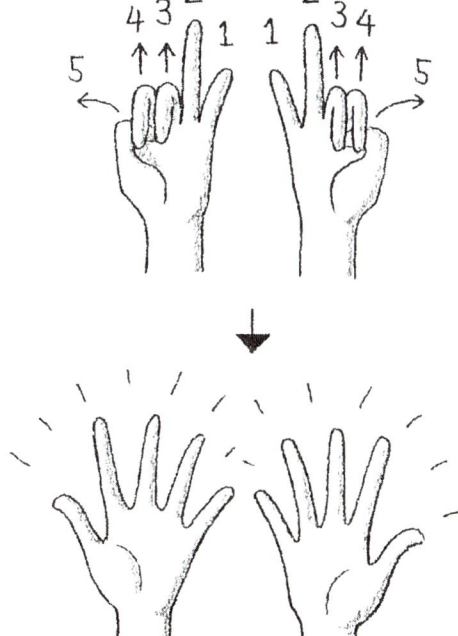

4 ②, ③을 3번씩 반복한다.

* 천장을 보고 팔을 옆으로 편 상태에서 똑같이 반복하면 효과적이다.

80 잠시 쉬고 싶을 때 ①

상반신 스트레칭

1. 의자에 가볍게 걸터앉는다.

2. 두 손을 쭉 펴서 머리 위에서 맞잡는다.

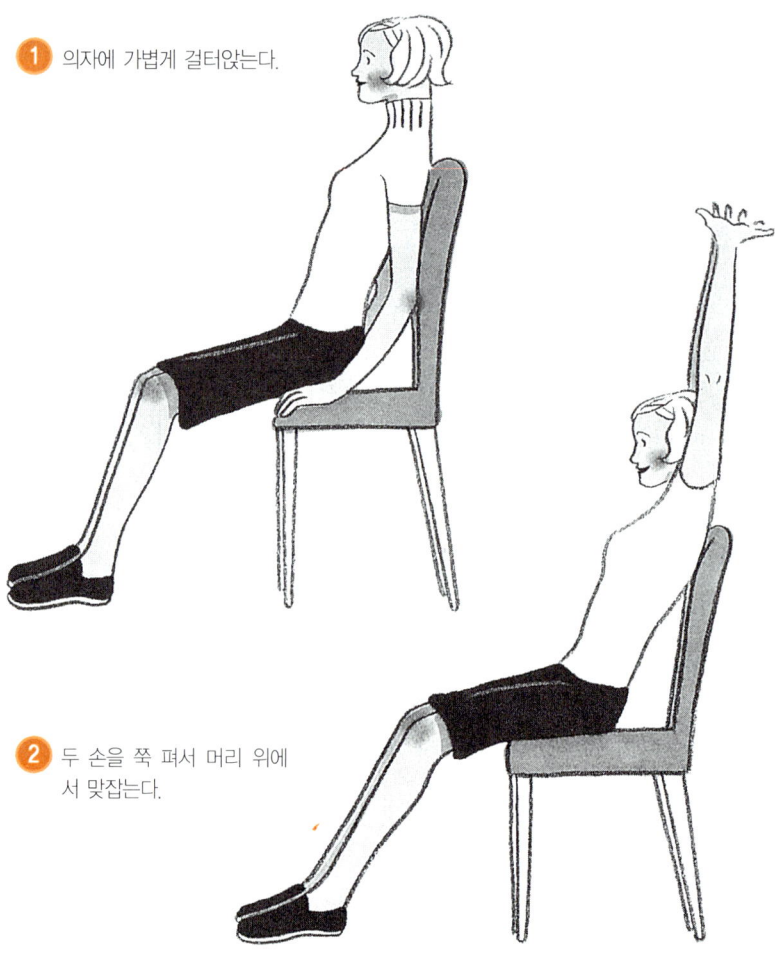

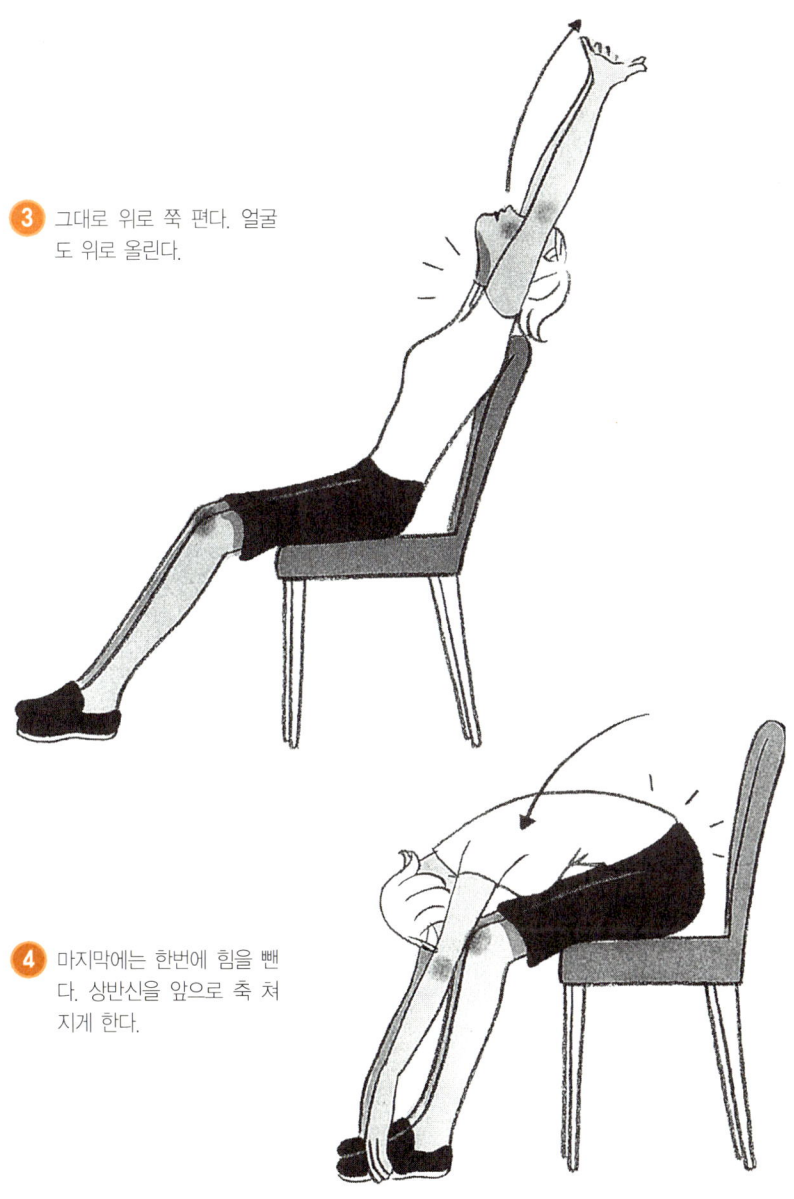

❸ 그대로 위로 쭉 편다. 얼굴도 위로 올린다.

❹ 마지막에는 한번에 힘을 뺀다. 상반신을 앞으로 축 처지게 한다.

81 잠시 쉬고 싶을 때 ②

허리 스트레칭

1. 의자에 가볍게 걸터 앉는다.

2. 얼굴을 뒤로 돌려서 상반신을 비틀어 준다. 숨을 내뱉으면서 천천히 좌우 교대로 몸을 틀어 준다.

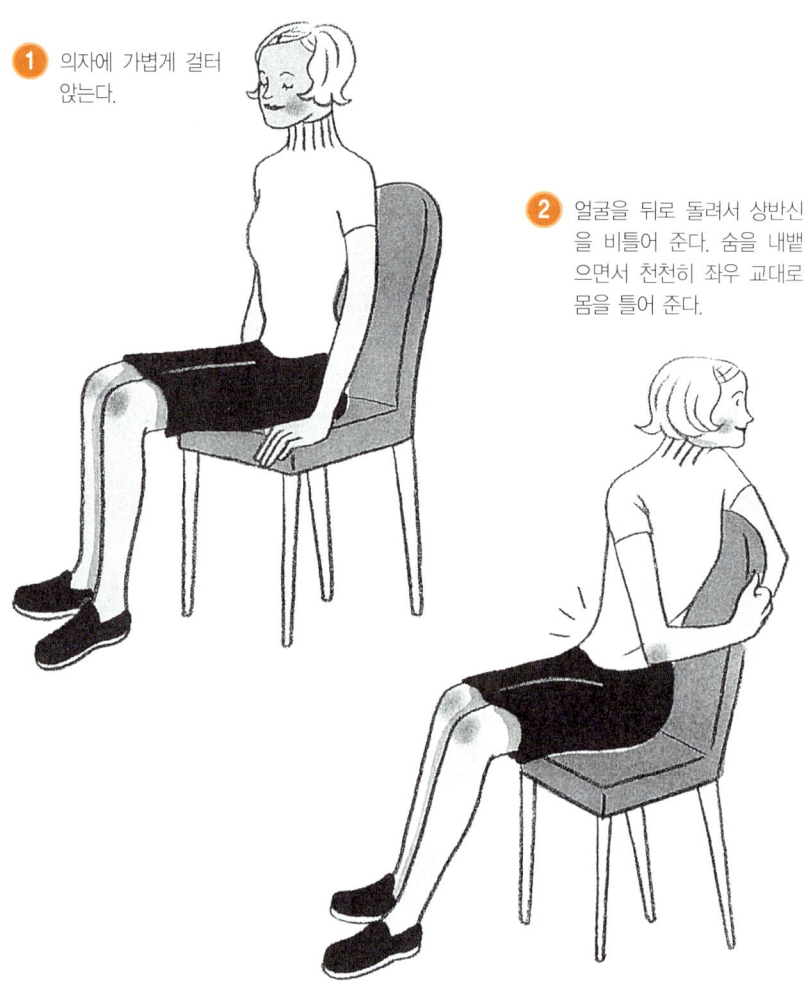

> *전신 피로로 몸이 지치기 쉽다!*
> # 육체 노동을 하는 사람에게

일이라고 하면 빌딩가를 가뿐하게 걸어 다니는 샐러리맨이나 캐리어우먼을 연상하기 쉽죠? 그러나 그럴싸한 옷을 입고 다니거나 하루 종일 컴퓨터 화면을 보고 있는 사람이 전부는 아니랍니다.

복지 관련 일이나 야간 공사, 배달업부터 농사일까지 몸 하나만 가지고 열심히 일하는 분들도 많이 있답니다. 그런 분들은 일이 끝나면 아마 온 몸이 물에 젖은 솜덩어리 같을 겁니다.

일 가운데 가장 체력 소모가 많은 분들에게 가장 적합한 건강법을 소개하겠습니다.

일하면서 몸이 무겁게 느껴지면 바로 그 자리에서 시도해 보십시오. 또는 일하고 돌아와서 그 날의 피로가 한꺼번에 밀려올 때, 목욕한 다음이나 자기 전에 이불 위에서 간편하게 긴장을 풀어 보세요. 바로 시원함을 느낄 수 있습니다.

82 목욕하고 나서 몸을 풀어 보자!

골프공으로 하는 등 마사지

① 골프공을 2개 준비한다.

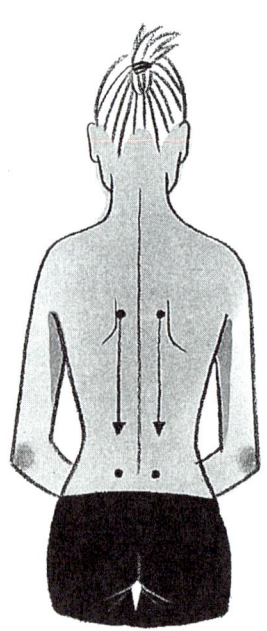

② 누워서 공이 어깨 안쪽에 닿게 한다.

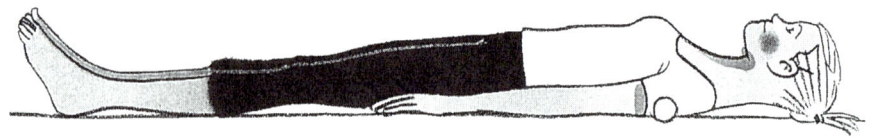

❸ 그대로 천천히 공이 닿는 부분에 체중을 실어 등을 자극한다(자신이 시원하게 느낄 정도의 세기로).

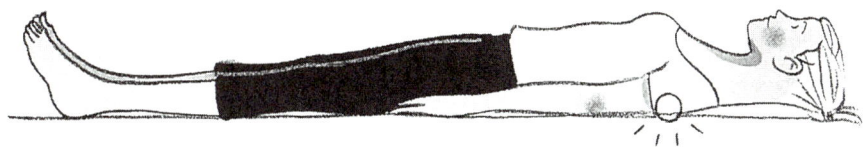

❹ 10초 정도 자극한 후 조금씩 몸을 위로 올린다. 공이 닿는 위치를 바꾸면서 허리 근처까지 같은 방법으로 자극한다.

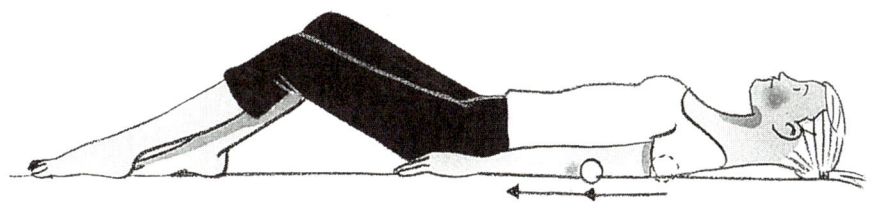

83 기분도 새로워진다

등 스트레칭

문이나 창문 등 손을 펴서 닿는 곳까지
몸을 앞으로 밀면서 등을 편다.

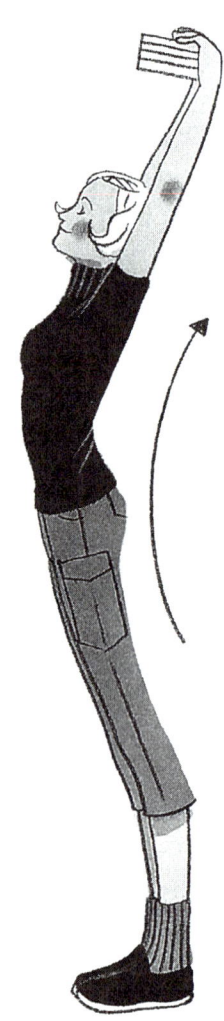

84 일하면서 간편하게 할 수 있다

허리와 대퇴부 스트레칭

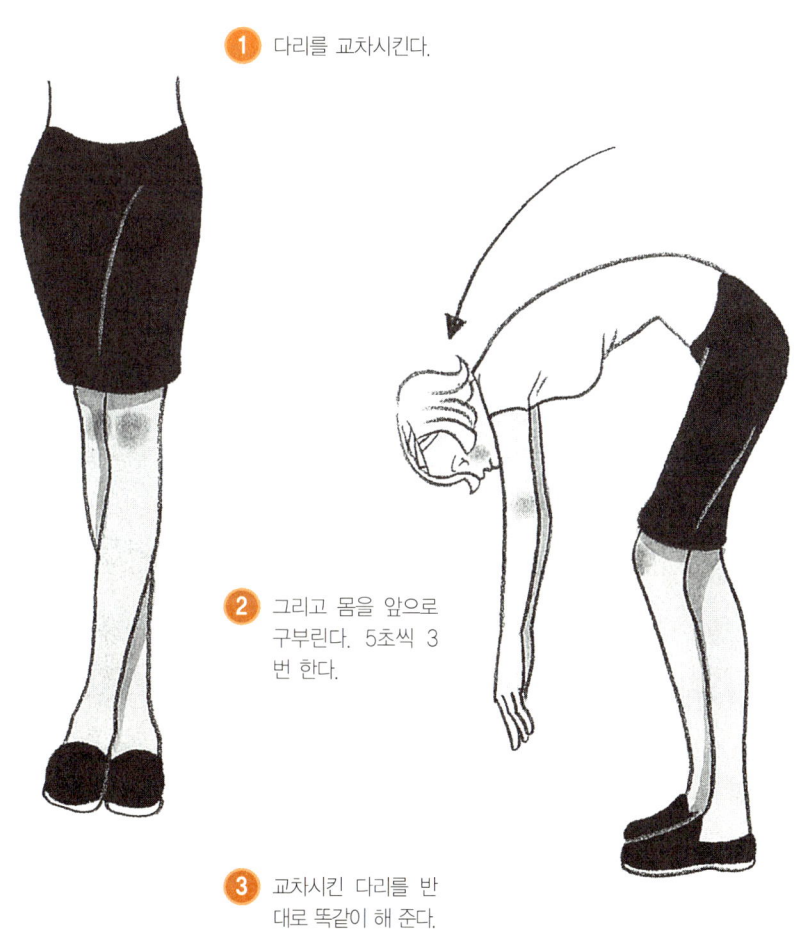

① 다리를 교차시킨다.

② 그리고 몸을 앞으로 구부린다. 5초씩 3번 한다.

③ 교차시킨 다리를 반대로 똑같이 해 준다.

85 _자기 전에 전신 긴장 풀기_

온 몸이 나른할 때 해소법

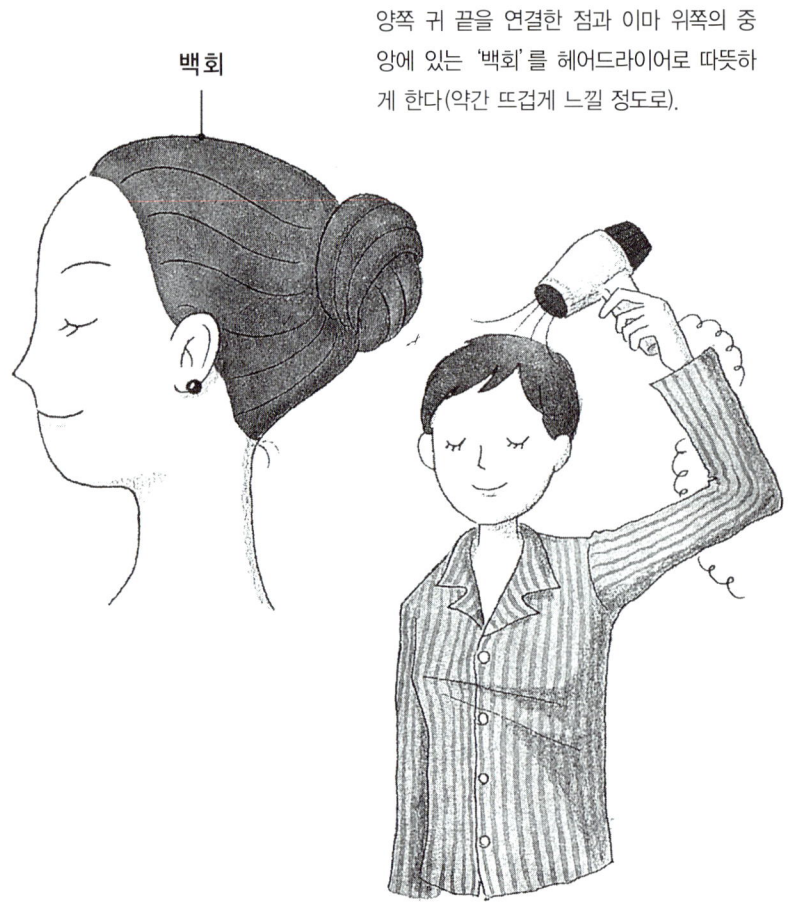

백회

양쪽 귀 끝을 연결한 점과 이마 위쪽의 중앙에 있는 '백회'를 헤어드라이어로 따뜻하게 한다(약간 뜨겁게 느낄 정도로).

* 10초 정도 따뜻하게 한 다음 좀 쉬었다가 다시 헤어드라이어를 대는 식으로 3번에서 5번 정도 반복한다.

눈, 다리, 허리 등 넓은 범위를 커버한다
운전을 많이 하는 사람에게

여기서는 차를 운전하는 일이 많은 분에게 권할 만한 운동법을 소개합니다. 매일 출근이나 일 때문에 차를 운전하는 분들이 많을 겁니다. 핸들을 잡는 팔, 액셀이나 브레이크를 밟는 발, 고정된 허리, 계속 주의를 기울이는 눈 등 한번에 몸의 여러 가지 부분을 혹사하며 신경과 몸의 긴장을 요하는 운전. 그까짓 것이라고 얕잡아 볼 수 없는 것이 운전입니다. 앉아 있다고 편할 리 없습니다. 운전피로로 고민하는 분에게 권하고 싶은 운동법을 소개합니다.

차를 운전할 때는 물론 차에서 내려 그 자리에서 할 수 있는 것까지 있습니다. 이하에서 소개하는 몇 가지 긴장 풀기와 더불어 지금까지 소개해 온 건강법을 같이 실행하면 2, 3배의 효과를 볼 수 있습니다. 처음에는 잊어버리기 쉽지만 하다보면 습관이 될 것입니다.

차를 운전하면서 스트레스와 피로를 해소할 수 있다면 운전을 싫어하는 사람은 운전이 좋아지고, 운전을 좋아하는 사람은 더 좋아지리라 확신합니다.

86 신호 대기 중일 때 ①

목을 풀어 주는 스트레칭

1. 오른손으로 머리 왼쪽을 누른다. 머리는 왼쪽으로 손은 오른쪽으로 힘을 준다. 5초씩 한다.

2. 다음에 왼손으로 머리 오른쪽을 누르고, 같은 요령으로 5초씩 반복한다.

3. 두 손을 목 뒤에 두고 천천히 아래로 내린다(두 손으로 조금씩 힘을 주면서).

4. ①에서 ③을 시간이 있을 때마다 10초씩 3번 반복한다.

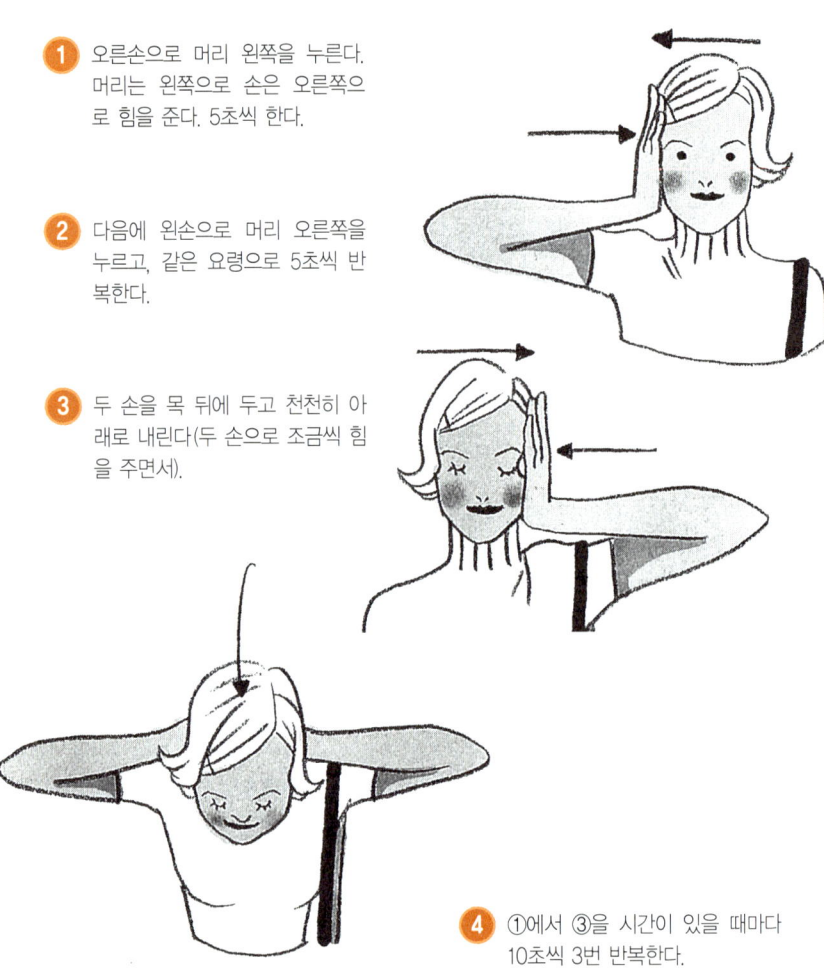

87 신호 대기 중일 때 ②

눈의 피로를 풀어 주는 스트레칭

① 눈썹 중앙에 있는 '어요'를 자극한다.

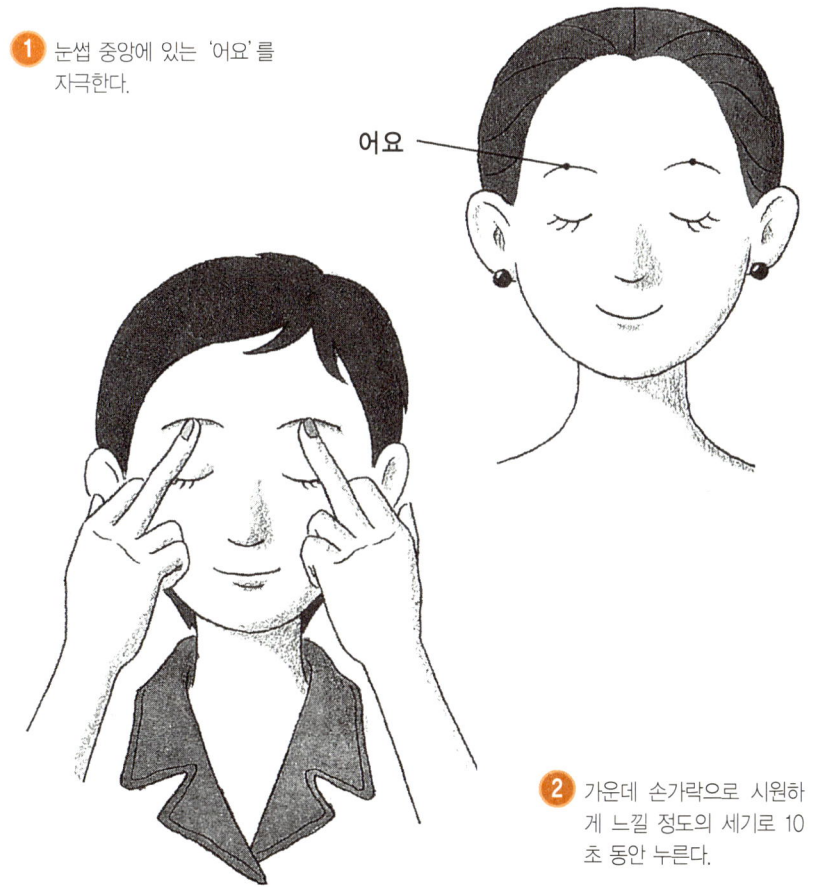

② 가운데 손가락으로 시원하게 느낄 정도의 세기로 10초 동안 누른다.

* 99쪽의 눈 운동도 병행해서 하면 더 효과적이다.

88 차에서 내렸을 때

허리를 풀어 주는 스트레칭

① 두 손을 허리에 대고 다리를 어깨만큼 벌린다.

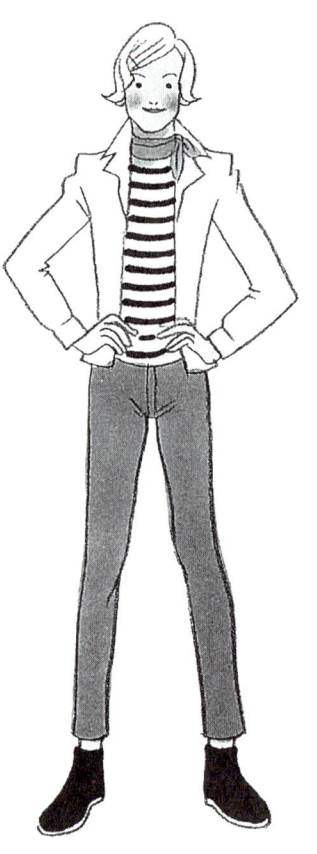

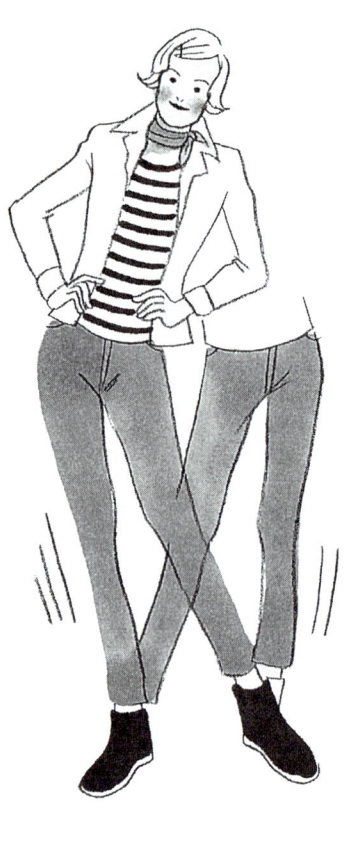

② 허리를 좌우 3번씩 크게 돌린다.